LA

PRÉPARATION 606

(ÉTAT ACTUEL DE LA QUESTION)

PAR

Le Dr LÉON BIZARD
ASSISTANT À SAINT-LAZARE
MEMBRE DE LA SOCIÉTÉ DE DERMATOLOGIE

LOUIS LESAGE
EXTERNE EN MÉDECINE
EX-INTERNE EN PHARMACIE DES HÔPITAUX

PARIS

VIGOT FRÈRES, ÉDITEURS

23, PLACE DE L'ÉCOLE-DE-MÉDECINE, 23

1911

Prix : 1 fr. 50

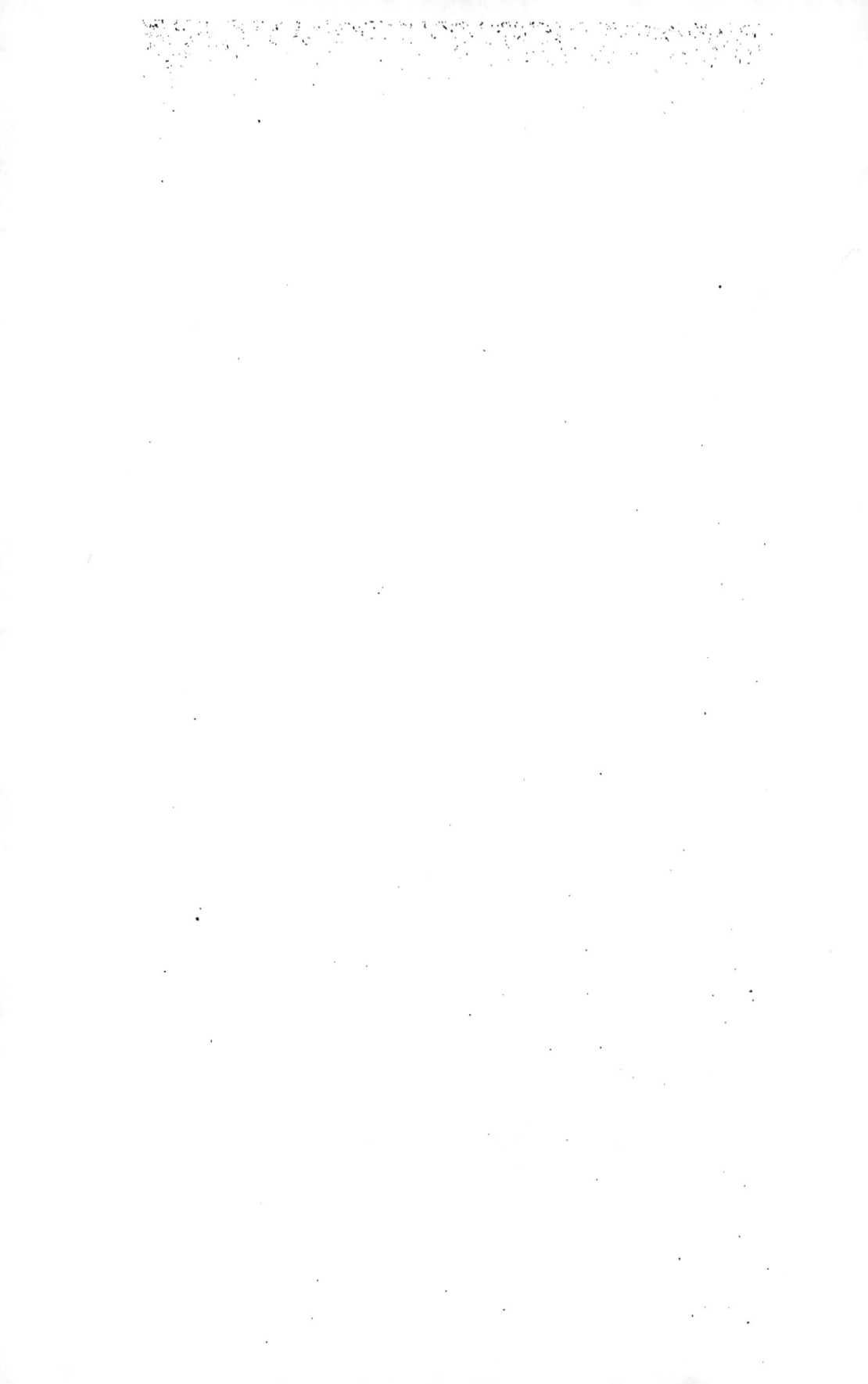

LA PRÉPARATION 606

(ÉTAT ACTUEL DE LA QUESTION)

LA

PRÉPARATION 606

(ÉTAT ACTUEL DE LA QUESTION)

PAR

Le Dr LÉON BIZARD
ASSISTANT A SAINT-LAZARE
MEMBRE DE LA SOCIÉTÉ DE DERMATOLOGIE

LOUIS LESAGE
EXTERNE EN MÉDECINE
EX-INTERNE EN PHARMACIE DES HÔPITAUX

PARIS

VIGOT FRÈRES, ÉDITEURS

23, PLACE DE L'ÉCOLE-DE-MÉDECINE, 23

—

1911

LA PRÉPARATION 606

AVANT-PROPOS

Nous devons tout d'abord exprimer nos très vifs et très respectueux sentiments de reconnaissance à M. le professeur Ehrlich qui a bien voulu recevoir l'un de nous à Francfort avec tant de bienveillance en septembre dernier et qui n'a cessé depuis de nous envoyer gracieusement toutes les doses de *606* nécessaires à nos expérimentations.

Qu'il nous soit permis également d'adresser nos remerciements à M. le professeur agrégé Sicard, médecin des hôpitaux de Paris, qui, avec son amabilité habituelle, a mis à notre entière disposition les ressources de son laboratoire et de son service où il nous a permis d'hospitaliser un certain nombre de nos malades.

**

Les discussions nombreuses sur le *606*, qui est rentré maintenant dans le domaine scientifique, montrent que les divergences sont encore nombreuses au sujet de son emploi.

Nous avons pensé qu'il était utile d'exposer impartiale-

1

ment la question au point où elle en est actuellement en condensant les résultats obtenus par les différents expérimentateurs, quels qu'ils soient et en apportant notre part d'observations basée sur plus de soixante injections personnelles, chez des malades présentant des accidents de toute nature.

Nous étudions d'abord les injections intra-musculaires et sous-cutanées, puis les injections intra-veineuses, en indiquant les doses à employer, les méthodes utilisées pour préparer et pratiquer ces injections.

Dans un second chapitre nous examinons les divers accidents qui ont été constatés.

Enfin, nous passons en revue les résultats cliniques obtenus en indiquant comment les méthodes de laboratoire peuvent nous aider dans le contrôle des observations.

Décembre 1910.

CHAPITRE PREMIER

CONSTITUTION DU 606

Le *606* est le dichlorhydrate de dioxy-diamino-arséno-benzol.

Au point de vue chimique, ce corps présente avec l'atoxyl ou plus exactement avec l'acide amino-phényl-arsénique des relations étroites.

L'acide amino-phényl-arsénique découvert par Bechamp en 1863 et considéré par cet auteur comme de l'arsén-anilide dérive de l'acide arsénieux $As{<}^{OH}_{OH}{-}OH$ que l'on peut représenter sous une forme tautomérique $H{-}As{\Large\lessgtr}{}^{OH}_{O}{}^{OH}$

Si dans cet acide on remplace schématiquement l'atome d'H uni directement à l'As par le reste monovalent $C^6H^4{-}AzH^2$ dérivant de l'aniline $C^6H^5{-}AzH^2$ on obtient le corps $AzH^2{-}C^6H^4{-}As{\lessgtr}^{OH}_{O}{}^{OH}$ l'acide amino-phénylarsénique dont la constitution a été établie par Ehrlich et Bertheim. Si on remplace un H du noyau phénolique par un oxhydrile OH, on obtient l'acide hydroxy-amino-phénylarsénique, ${}^{OH}_{AzH^2}{>}C^6H^3{-}As{\lessgtr}^{OH}_{O}{}^{OH}$ lequel par réduc-

tion donne le dioxy-diamino-arséno-benzol : c'est le *606*.
On peut écrire la réaction de la façon suivante :

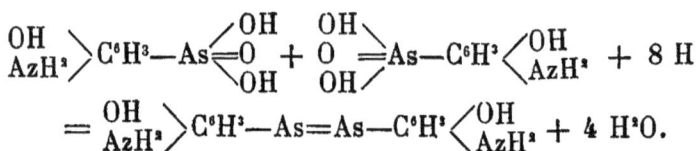

$$\substack{OH\\AzH^2}\Big\rangle C^6H^3{-}As{\Large\langle}\substack{=O\\OH} + \substack{OH\\O}\substack{\\=}As{-}C^6H^3{\Large\langle}\substack{OH\\AzH^2} + 8\,H$$

$$= \substack{OH\\AzH^2}\Big\rangle C^6H^3{-}As{=}As{-}C^6H^3{\Large\langle}\substack{OH\\AzH^2} + 4\,H^2O.$$

Le produit d'Ehrlich tel qu'il est livré est le dichlorhy-drate, la formule en est donc :

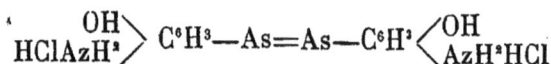

$$\substack{OH\\HClAzH^2}\Big\rangle C^6H^3{-}As{=}As{-}C^6H^3{\Large\langle}\substack{OH\\AzH^2HCl}$$

C'est un corps arsénoïque analogue aux azoïques et nous ferons remarquer que l'arsenic est ici trivalent tandis qu'il est pentavalent dans l'atoxyl. Ce fait est intéressant à retenir comme nous allons le voir tout à l'heure et Ehrlich y a attaché une grosse importance.

Cet auteur émit différentes théories qui le guidèrent dans le choix de ses médicaments. Il admit qu'un médicament pour être actif doit avoir une affinité spéciale pour l'organisme contre lequel il est dirigé ; on peut imaginer, dit-il, « que les médicaments se fixent, dans l'organisme malade au moyen de spicules ». Mais ces médicaments peuvent être organotropes ou parasitotropes ; s'ils sont les deux à la fois ils ne peuvent être employés car ils détruisent et le microbe et la cellule saine, il faut donc que l'action parasitotrope soit amplifiée et l'action organotrope réduite [1]. D'autre part, parmi les produits parasitotropes, les uns ne sont spécifiques que pour certains parasites qui ont une réceptivité spéciale, c'est ainsi qu'il montre l'affinité du bleu de méthylène par exemple dans

---

1. *Pharmaceutische Post*, n° 89, 1908.

la malaria et l'action marquée du tripanroth sur certains tripanosomes. Il en arrive ainsi à étudier l'atoxyl et l'essaie contre les tripanosomes. Il s'aperçoit alors que l'atoxyl inactif *in vitro* devient actif *in vivo ;* il se demande alors quelle peut être la cause de ce fait : peut-être l'atoxyl est-il dédoublé par un ferment, en ses composants ? mais l'aniline qui pourrait être mise en liberté ne semble pas active car aucun autre dérivé de l'aniline (acétanilide, phénacétine, etc.) n'est parasitotrope, il admet alors que dans l'organisme l'atoxyl est réduit en un corps où l'arsenic est trivalent, et que c'est cet état spécial qui rend l'arsenic plus actif.

Dès lors Ehrlich travaille dans cette voie et il écrit en 1908 : « Nous devons chercher des substances possédant une affinité tout particulièrement forte pour le récepteur d'arsenic, il nous faut apprendre à viser chimiquement et persister jusqu'à ce que nous ayons touché au centre. » A cette époque il avait déjà expérimenté contre les tripanosomes et contre le spirochète de Schaudinn de nombreux produits, mais les uns étaient toxiques pour l'organisme, d'autres ne pouvaient diffuser à travers les tissus, d'autres enfin étaient impuissants à détruire certains microorganismes qui s'accoutumaient au produit ; cependant Alt avait déjà essayé et obtenu de bons résultats avec l'arséno-phényl-glycine, lorsque Ehrlich découvrit sa 606ᵉ préparation dont les propriétés étaient de beaucoup supérieures à toutes les précédentes.

Propriétés physiques et chimiques. — Le *606* ou préparation d'Ehrlich-Hata est livré sous la forme de dichlorhydrate, il est contenu dans des ampoules dans lesquelles on a fait le vide ; il en existe deux types, l'*Idéal* et l'*Hyperidéal* qui sont des produits légèrement différents du *606* primitif. C'est une poudre jaune plus ou moins foncé suivant les échantillons, elle est soluble dans l'eau et donne une solution jaune clair, cette solution coagulé les albumines[1]; nous avons pu nous rendre compte qu'il en est de même pour la base. Pour le constater nous avons mis du sérum sanguin en présence de la base *606* et après filtration nous n'avons pu retrouver l'albumine dans le filtrat; celle-ci avait donc été coagulée et était restée sur le filtre.

En présence de la soude le chlorhydrate de *606* se décompose en chlorure de sodium et en base *606* insoluble, mais si l'on met un excès de soude cette base se redissout. Cette propriété est intéressante à retenir car elle nous permettra de comprendre les détails des traitements successifs qu'on fait subir au produit avant de l'injecter sous la peau ou dans les veines.

---

1. Ces albumines se redissolvent d'ailleurs dans un excès de soude.

CHAPITRE II

MODE D'EMPLOI

Le produit d'Ehrlich ne doit pas être employé tel qu'il est livré, c'est sous la forme de base qu'on l'injecte, soit qu'il s'agisse d'injection sous-cutanée ou intra-musculaire soit qu'il s'agisse d'injection intra-veineuse ; cependant nous verrons que certains auteurs ont préconisé des préparations dans lesquelles le chlorhydrate est injecté tel quel.

Injections sous-cutanées et intra-musculaires.

Nous examinerons d'abord ce qui concerne l'injection sous-cutanée ou intra-musculaire, puis ce qui concerne l'injection intra-veineuse. Dans chacun de ces cas nous verrons successivement les doses à injecter, la technique de la préparation du produit sous la forme insoluble ou soluble, la technique des injections.

Doses. — Lorsque l'on veut introduire le *606* sous la peau ou dans le muscle on emploie des doses plus fortes que pour les injections intra-veineuses. Les doses qui au début ne dépassaient pas 0 gr. 30 à 0 gr. 40 sont beaucoup plus élevées aujourd'hui, elles varient d'ailleurs suivant les auteurs, suivant l'âge et suivant l'état du malade.

Ehrlich préconise 0 gr. 45 à 0 gr. 50 pour les femmes, 0 gr. 50 à 0 gr. 60 pour les hommes. Alt ne veut pas dépasser 0 gr. 50, Frœnkel et Grouven[1] vont jusqu'à 1 gr. 20 ; Duhot[2] considère que la dose de 1 gramme convient à l'adulte sain et vigoureux exempt de toute tare. La dose moyenne pour un sujet sain serait de 0 gr. 014 par kilogramme d'individu ; elle est de 0 gr. 01 par kilogramme pour les individus tarés, la dose maxima est de 1 gr. 10 chez les premiers et de 0 gr. 70 chez les seconds.

Chez les enfants la dose serait, d'après le même auteur, de 0 gr. 008 à 0 gr. 01 par kilogramme.

Pour notre part nous croyons que ces doses sont trop élevées et nous ne dépassons pas 0 gr. 80 chez les hommes non tarés et 0 gr. 60 chez les individus déprimés ou chez les femmes. D'ailleurs ces limites sont très variables avec l'état du sujet et il faut toujours agir avec prudence.

Chez le nourrisson, Wechselmann[3] injecte des doses fractionnées de 0 gr. 015 à 0 gr. 02 et les répète au bout de huit à dix jours.

Préparations. — La quantité de *606* à employer étant connue il faut préparer l'injection et cette préparation doit être faite d'une manière aseptique ; le produit étant peu stable se décomposerait si on le portait à une température élevée.

Disons de suite qu'il existe trois types de préparation : des préparations alcalines dans lesquelles le *606* est dissous dans un excès de soude ; des préparations acides dans lesquelles le chlorhydrate est employé tel quel ; des émulsions neutres dans lesquelles on injecte la base insoluble.

Préparations alcalines et neutres. — Les premiers auteurs, EHRLICH, HERXHEIMER, indiquaient d'ajouter un

1. Erfahrungen mit dem Erlischen Syphilis mittel. *Münch. med. Woch.* 23 avril 1910.

2. *Annales de la Polyclinique centrale de Bruxelles*, 7 juillet 1910.

3. Wechselmann. Ueber Rinjecktionen von 606. *Deutsche med. Woch.*, 15 septembre 1910.

tiers de centimètre cube de soude à 20 °/₀ pour 0 gr. 50 de poudre, de diluer avec 10 centimètres cubes d'eau et d'injecter le tout. Mais ce mélange étant très alcalin provoquait de fortes douleurs [1], aussi la plupart des auteurs ont-ils cherché à obtenir un produit neutre ou très légèrement alcalin.

FRŒNKEL et GROUVEN ont modifié le procédé d'Herxheimer, ils dissolvent la poudre dans 1 centimètre cube d'alcool méthylique, ajoutent un peu d'eau distillée stérile puis 1 à 2 centimètres cubes de soude normale décime ; ils complètent le volume à 10 centimètres cubes environ.

BLASCHKO [2] emploie une quantité de soude qui correspond exactement aux deux molécules d'HCl qui entrent dans la formule. On constate à l'aide de la phénol-phtaléine que la neutralisation est exacte ; si le mélange est trop alcalin la phénol-phtaléine donne une teinte rouge vif, on ajoute alors de l'acide chlorhydrique jusqu'à obtention d'une teinte légèrement rosée avec le réactif indicateur ; si le mélange est trop acide, la phtaléine ne vire pas au rouge et il faut ajouter de la soude jusqu'à ce que le virage se produise. Il ne reste plus qu'à délayer le mélange avec une certaine quantité d'eau de façon à obtenir un volume total de 8 centimètres cubes environ.

MICHAELIS délaie d'abord la poudre dans l'alcool méthylique, il ajoute une quantité de soude suffisante pour dissoudre la dose qu'il précipite de nouveau par addition d'acide acétique jusqu'à réaction légèrement alcaline. La suspension ainsi obtenue présente un volume de 20 centimètres cubes environ.

1. Herxheimer pour diminuer la douleur conseille maintenant d'ajouter avant l'injection 1 centimètre cube d'huile d'olive et une même quantité après.

2. Blaschko. Kritische Bemerkungen zur Erlich Hata Behandlung. *Berliner Klin. Woch.*, 29 août 1910.

Wechselmann et Lange [1] n'emploient pas d'alcool méthylique et le précipité obtenu est lavé et décanté après centrifugation ; le produit obtenu est délayé dans du sérum, il est bien neutre et est peu douloureux mais il est nécessaire d'avoir un centrifugeur à sa disposition, ce qui rend ce procédé peu pratique. Ces auteurs pour remédier à cet inconvénient ont proposé de sécher le précipité sur un filtre dans le vide et de le délayer dans un peu d'huile, cette émulsion neutre peut alors se conserver quelques jours sans s'altérer.

Emery emploie le procédé de Blaschko, auquel il a apporté quelques modifications de détail ; c'est ainsi qu'il se sert d'une burette à robinet graduée en 1/20 de centimètre cube et qui contient de la soude normale, il verse la quantité de solution correspondant au poids de poudre et il neutralise presque exactement avec HCl au 1/20. Il constate le terme de la réaction par le procédé à la touche au lieu de mettre la phtaléine directement dans le mélange.

Cet auteur n'est plus partisan de cette préparation neutre et il conseille plutôt aujourd'hui une préparation alcaline analogue à celle d'Herxheimer ou une préparation acide dont nous parlerons plus loin.

Pour notre compte nous employons le procédé de Michaelis auquel nous avons apporté quelques modifications, nous indiquerons en détail la technique à suivre et les raisons qui nous ont fait choisir ce *modus operandi*.

Les différents objets et produits dont nous nous servons sont :

Un mortier stérilisé ;

Un pilon stérilisé ;

Lessive de soude à 20 °/₀ ;

Lessive de soude déci-normale ;

1. Wechselmann et Lange. Zur Technik der Injection von Arseno-benzol. *Deutsche med. Woch.*, n° 34, 1910.

Acide acétique au dixième ;

Eau distillée stérile ;

Phtaléine du phénol à 1 p. 200 solution alcoolique ;

Une ou deux baguettes de verre servant de spatule ;

Des pipettes en verre effilées, analogues à celles dont se servent les bactériologistes, qui serviront à puiser les solutions.

La dose de produit ayant été choisie on fait un trait de lime au niveau du col de l'ampoule, on essuie de façon à enlever la poudre de verre laissée par la lime puis on ouvre l'ampoule.

On verse alors le produit dans le mortier et on ajoute, à l'aide de la pipette effilée, 8 à 10 gouttes de soude à 20 °/₀, on délaie et on verse quelques gouttes d'eau stérilisée de façon à obtenir une sorte de pâte, on continue alors à verser goutte à goutte la solution de soude jusqu'à ce qu'on obtienne une liqueur claire. Cette phase correspond, au point de vue chimique, à la dissolution de la base dans un excès de soude.

Pour neutraliser cet excès de soude et pour précipiter le produit on verse goutte à goutte de l'acide acétique glacial ; le dioxy-diamino-arséno-benzol précipite alors ; c'est à ce moment qu'il faut triturer avec soin de façon à obtenir une poudre bien divisée, et cette trituration doit se continuer à mesure qu'on verse l'acide. On ajoute de temps en temps une goutte de phénol phtaléine qui se colore en rouge vif lorsque la solution est très alcaline. On versera l'acide jusqu'à ce qu'une goutte de phénol s'entoure en tombant d'un halo légèrement rosé. Si on a mis l'acide acétique en excès on ramène à la teinte voulue en ajoutant goutte à goutte la soude normale décime.

A ce moment la préparation est terminée, elle a un volume de 2 centimètres cubes environ et on peut amener ce volume à 3 ou 4 centimètres cubes en ajoutant de l'eau stérile ; nous considérons en effet qu'il est préférable d'injecter de petites quantités au lieu d'injecter 10, 20 centimètres cubes et même davantage comme on le faisait au début.

On peut constater que dans cette préparation nous avons dissout la base dans un excès de soude, pour la précipiter de nouveau. On obtient par ce moyen une poudre qui est dans un état de division plus complet que celle obtenue par trituration du produit primitif avec la soude (procédés Blaschko, Émery, etc.).

Nous croyons inutile d'employer le procédé à la touche, la teinte rosée se voit très bien lorsqu'on verse la phtaléine et cette petite quantité de phénol-phtaléine ajoutée au mélange ne présente aucun danger ; d'ailleurs, en se servant pour puiser les solutions de tubes effilés on peut prendre une quantité très minime de produit. Nous conseillons également de rincer le mortier avec quelques gouttes d'eau stérilisée qu'on reprend avec la seringue.

Préparations acides. — Les procédés que nous venons de passer en revue utilisent le *606* sous forme de base à l'état de solution ou d'émulsion neutre ; il existe d'autres procédés dans lesquels le produit est injecté sans être transformé. C'est ainsi que DUHOT dissout le produit dans 1 centimètre cube d'alcool méthylique puis il ajoute 4 à 5 centimètres cubes de sérum artificiel. Emery se sert également de ce procédé. KROMAYER [1] emploie une méthode un peu analogue à celle de Volk [2], il délaye le *606* dans une émulsion de 10 °/₀ de paraffine et d'huile d'olive.

C'est une préparation analogue qu'opèrent LÉVY-BING et LAFAY [3]. Ils délaient la poudre dans un mélange d'une partie de graisse de laine pour 9 parties d'huile d'œillette.

On a encore proposé de délayer le produit dans la glycérine et d'étendre de sérum.

1. Kromayer. *Berliner Klin. Woch.*, 5 septembre 1910.
2. Rich. Volk. *Wiener med. Woch.*, 27 avril 1910.
3. *Gazette des hôpitaux*, 20 octobre 1910.

Il nous semble qu'on pourrait opérer encore plus simplement en dissolvant le produit dans l'eau, mais nous verrons plus loin pourquoi nous ne sommes pas partisan de ces derniers procédés.

Technique de l'injection. — En dehors de l'injection intra-veineuse dont nous parlerons par la suite, deux voies peuvent être employées : la voie sous-cutanée et la voie intra-musculaire.

Dans les deux cas on pourra employer une aiguille en platine de préférence de 4 à 5 centimètres de longueur, d'un calibre de 8 à 9 dixièmes de millimètre, et une seringue en verre de Roux de 10 centimètres cubes. On peut également employer la seringue de Record, dont on se sert en Allemagne. Son piston est métallique et elle est facilement démontable ; il en existe d'ailleurs un modèle plus pratique encore construit par la maison Mathieu. Seringue et aiguille étant stérilisées on aspire par l'intermédiaire de l'aiguille, on rince mortier et pilon à l'aide de quelques gouttes d'eau : il ne reste plus qu'à faire l'injection.

Injection sous-cutanée. — L'injection sous-cutanée peut se faire en deux fois de chaque côté de la ligne médiane entre la colonne vertébrale et le bord interne des omoplates ; nous ne la faisons que d'un seul côté. Après avoir désinfecté la peau à la teinture d'iode on pince les téguments entre le pouce et l'index de la main gauche et l'on enfonce l'aiguille de haut en bas [1] : et après s'être assuré qu'elle est bien mobile dans le tissu cellulaire sous-cutané on adapte la seringue et l'on injecte lentement. Si au cours de l'injection l'aiguille se trouvait obstruée il suffirait, tout en la laissant en place, d'y passer un fil d'argent flambé.

---

1. Nous conseillons d'introduire l'aiguille de haut en bas car dans cette position l'air qui peut être resté dans la seringue remonte toujours à la surface.

L'injection une fois faite on enlève l'aiguille sans masser la région comme l'avait indiqué Michaelis.

Injection intra-musculaire. — Pour l'injection intra-musculaire l'instrumentation est la même. En général le lieu de l'injection est la région fessière, dans les mêmes points qui sont recommandés pour les injections mercurielles, c'est-à-dire les points qui sont en dehors du sciatique. Le meilleur lieu d'injection est le milieu d'une ligne qui joint l'épine iliaque postéro supérieure au sommet du pli inter-fessier. Le malade est couché sur le ventre et après désinfection à la teinture d'iode, on pique l'aiguille dans le muscle et on attend quelques secondes pour être bien sûr qu'on n'est pas dans une veine, puis on pousse l'injection lentement et lorsque toute l'émulsion est introduite on retire la seringue; on empêche l'émulsion de diffuser dans le tissu cellulaire en appuyant pendant quelques instants sur le point qui a été piqué. Benario assistant d'Ehrlich a conseillé l'emploi de deux aiguilles qui peuvent entrer l'une dans l'autre. L'injection achevée on enlève d'abord l'aiguille intérieure ce qui permet en retirant la deuxième de ne pas répandre le produit le long du trajet de la piqûre.

Injections intra-veineuses.

Maintenant que nous avons examiné ce qui concerne l'injection sous-cutanée, nous allons voir ce qui concerne l'injection intra-veineuse qui diffère des précédentes aussi bien au point de vue des doses à injecter que de la préparation ou de la technique de l'injection.

Doses. — Ici comme pour l'injection intra-musculaire les doses sont variables; elles varient de 0 gr. 30 à 0 gr. 40 chez la femme et de 0 gr. 40 à 0 gr. 50 chez l'homme. Ehrlich indique 0 gr. 50 chez les adultes sains; cependant,

Weintraub a été jusqu'à 0 gr. 70 et 0 gr. 80. Duhot prétend
même qu'on peut aller jusqu'à 1 gramme chez un individu
sain ne présentant aucune tare, cependant il conseille de
ne pas dépasser 0 gr. 80, et ces doses à notre avis sont
encore trop élevées ; elles ne doivent pas dépasser 0 gr. 40
chez les femmes et 0 gr. 50 chez les hommes.

Préparation. — Dans les injections intra-veineuses le
606 est employé sous une forme soluble ; il suffit pour
l'avoir dans cet état de mettre la quantité de soude nécessaire pour redissoudre la base que l'alcali précipitait
au début.

Dans la pratique on peut dissoudre le *606* dans un
mortier stérilisé et après addition de soude on verse la
solution ainsi formée dans 250 centimètres cubes de sérum.
L'injection peut être faite à l'aide de la seringue à deux
tubulures de Luer ou avec l'appareil à soufflerie.

Émery a indiqué une instrumentation réellement pratique mais nous préférons encore le procédé suivant qui
est d'une extrême simplicité.

Nous versons la poudre dans un tube à essai stérilisé
et nous ajoutons 10 centimètres cubes d'eau distillée, nous
agitons en chauffant légèrement jusqu'à complète dissolution et lorsque celle-ci est totale nous versons dans un
ballon contenant le sérum. Nous additionnons alors de
soude normale jusqu'à obtention d'une solution limpide.
Il ne reste plus qu'à adapter au ballon un bouchon à deux
tubulures dont l'une va jusqu'au fond et permet l'entrée
de l'air et dont l'autre affleure le bouchon et est réunie à
l'aiguille par un tube de caoutchouc.

Lorsque le sérum est contenu dans une ampoule, il
suffit de prendre avec une pipette le contenu du tube à
essai et de le verser dans l'ampoule. La soude est ajoutée
de la même façon et la solution étant faite on adapte le
tube de caoutchouc. Celui-ci dans tous les cas devra avoir
au moins un mètre de long. Sur son trajet seront placés

deux index de verre l'un en haut l'autre en bas. Enfin, l'extrémité libre se terminera par un embout pouvant s'adapter exactement à l'aiguille.

Technique de l'injection. — Au moment de l'injection il faut vider le tube de caoutchouc et l'aiguille de l'air qu'ils peuvent contenir. L'injection sera faite dans les grosses veines du pli du coude ou mieux dans les veines de l'avant-bras car si du liquide fuse dans le tissu cellulaire il produit de l'œdème et parfois une escarre et de tels accidents sont moins gênants à l'avant-bras qu'au pli du coude.

Pour faire l'injection on comprime le bras avec un tube de caoutchouc de façon à rendre les veines plus apparentes et après avoir désinfecté la peau à la teinture d'iode ou par un lavage à l'alcool on introduit l'aiguille (aiguille de 4 cent. de long et de fort diamètre) sous la peau en piquant dans la direction de la veine choisie ; on constate qu'on est bien dans le vaisseau lorsque le sang s'écoule à l'extérieur. A ce moment on desserre le lien, on retourne l'ampoule ou le ballon, et on adapte l'embout du tube de caoutchouc à la seringue. L'injection doit être pratiquée lentement, elle doit durer dix à quinze minutes. Lorsque le liquide arrive au niveau du dernier index on retire l'aiguille et on recouvre la petite plaie de teinture d'iode.

Cette injection est assez délicate à faire ; chez les femmes en particulier, les veines sont souvent petites et il est difficile d'y introduire l'aiguille, dans d'autres cas la veine peut être transpercée et le liquide fuse dans les tissus voisins formant ainsi une petite boule d'œdème et provoquant chez le patient une sensation de brûlure très vive due à la forte alcalinité de la solution. Lorsque pareil incident arrive il faut retirer l'aiguille immédiatement et faire son possible pour provoquer l'écoulement du liquide injecté sous la peau. La douleur persiste assez longtemps et les tissus infiltrés peuvent se sphacéler.

Soins consécutifs aux injections. — L'injection effectuée, qu'elle soit sous-cutanée, intra-musculaire ou intra-veineuse, il sera bon de laisser le malade au lit, cette précaution sera même indispensable après l'injection intra-veineuse ; le premier jour on conseille le repos absolu, et la diète lactée, l'eau de Vichy sera indiquée ainsi que les boissons diurétiques. Le deuxième jour, le malade pourra manger, mais il continuera à prendre du lait comme boisson pendant plusieurs jours ; le lit pourra être quitté au quatrième jour après l'injection intra-veineuse, plus tôt après l'injection sous-cutanée ; certains de nos malades ne se sont même pas alités et n'ont présenté cependant aucun malaise.

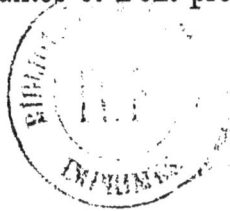

CHAPITRE III

SUITES NORMALES ET ACCIDENTS

Réactions locales.

Injections sous-cutanées. — A la suite de l'injection sous-cutanée on note un gonflement dû à la présence du liquide injecté ; dans l'injection intra-musculaire ce gonflement est évidemment moins apparent. Vers le deuxième jour apparaît de l'empâtement qui peut s'accompagner de rougeur de la peau et être douloureux à la palpation, en général la réaction locale n'est jamais plus marquée, mais parfois à la rougeur fait suite une infiltration qui peut aller jusqu'à la suppuration surtout lorsque la solution est très alcaline (Wechselmann). Cet abcès se produirait vers le huitième jour et d'après Milian on trouve dans ce cas un liquide fluide qui se reforme après la ponction. Nous observons en ce moment et pour la première fois un abcès qui est survenu chez un malade plus d'un mois après l'injection, il a évolué sans fièvre et sans modifier en quoi que ce soit l'état général qui reste parfait. Par ponction de cet abcès dont le volume était comparable à celui d'une mandarine on fit sortir du pus verdâtre assez abondant.

Parfois l'abcès s'ouvre de lui-même formant une escarre qui, dans certains cas, a pu détruire les tissus jusqu'à l'os.

Au niveau de la région injectée il peut se former un

nodus plus ou moins volumineux, encore perceptible après un et même deux mois chez certains malades. Ces divers accidents sont dus en général à l'acidité ou à l'alcalinité de la préparation.

L'injection peut s'accompagner de douleurs immédiates ou tardives d'intensité très variable. Ces douleurs dépendent de la forme sous laquelle on a injecté le médicament et des réactions propres à chaque malade.

Avec l'émulsion neutre si la neutralisation a été faite avec l'acide chlorhydrique, la douleur est vive pendant quelques minutes, puis elle disparaît ; si on s'est servi de l'acide acétique, il n'y a pour ainsi dire pas de douleur au moment de l'injection ; si elle se montre, elle est très minime ; jamais nous n'avons observé cette sensation de « ruisseau brûlant » envahissant la région injectée (Milian). Wechselmann et Lange, Bayet qui ont préconisé ces injections sous-cutanées ne parlent pas de ces douleurs et Sicard a pu dire qu'il n'avait jamais constaté après elles de souffrances très vives, d'abcès ou de sphacèle (Société médicale des Hôpitaux du 4 novembre).

Cependant dans les jours qui suivent l'injection le malade peut éprouver une sensation de gêne, de lourdeur ; les douleurs peuvent apparaître vers le troisième jour et persister quelque temps, elles ont toujours été très supportables chez nos malades. Pourtant certains auteurs en ont observé de très vives et ont été obligés d'avoir recours à des applications de glace ou à la morphine pour les calmer.

Quelle est la pathogénie de ces phénomènes ? Pour certains ils seraient dus à la coagulation de l'albumine par le produit ; nous ne le croyons pas, car il existe d'autres sels comme le benzoate de mercure par exemple qui ne sont pas très douloureux et qui cependant coagulent les albumines.

Il est très probable que d'autres facteurs interviennent

car une même quantité de produit, préparé dans les mêmes conditions et injecté de la même façon à des malades différents donne souvent des réactions très variables : chez les uns il n'y aura ni gonflement, ni douleur, chez d'autres au contraire il y aura une réaction locale vive et une douleur violente.

Injection intra-musculaire. — L'injection intra-musculaire peut donner les mêmes accidents locaux ; ils seraient plus rares mais, lorsqu'ils existent, ils sont plus graves, la gravité dépend d'ailleurs du lieu de l'injection ; c'est ainsi que Duhot signale un cas d'empâtement de la région fessière à la suite d'une injection acide (dissolution du *606* dans alcool méthylique + eau) il y eut en même temps une véritable névrite du nerf sciatique.

Milian fait un tableau des plus pessimistes des accidents qui accompagnent les injections intra-musculaires de la région inter-scapulaire. Immédiatement après l'injection, le malade ressentirait une douleur comparable à celle que produit un « poignard qui pénètre entre les deux épaules », puis c'est un « poids énorme qui écrase le malade », « la poitrine est serrée comme dans un étau », ces sensations pourraient s'accompagner de syncope. L'injection sous-scapulaire « pourrait même en imposer pour des phénomènes d'empoisonnement ». D'après cet auteur seule l'injection lombaire ne serait pas suivie de ces réactions. Nous pouvons dire que la plupart de ceux qui ont pratiqué l'injection intra-musculaire même intra-scapulaire ne signalent pas ces accidents. Nous-mêmes nous ne les avons jamais observés.

Injection intra-veineuse. — Les injections intra-veineuses ne donnent jamais d'accidents locaux à moins que l'injection ait été faite en dehors de la veine : le malade éprouve alors une sensation de brûlure, on constate le lendemain de l'œdème dans tout le bras et au bout de quelques jours du sphacèle.

Réactions générales et accidents.

Des accidents généraux ont été signalés par divers auteurs; ils peuvent être consécutifs aussi bien aux injections dans les tissus qu'aux injections intra-veineuses, cependant ils sont beaucoup plus fréquents à la suite de ces dernières.

A la suite d'injections intra-veineuses les malades peuvent présenter un visage vultueux auquel succède de la pâleur. Ils éprouvent un sentiment d'angoisse, des douleurs gastriques, des vomissements. Ces accidents durent une dizaine de minutes (Duhot). Brandt et Clingestein ont observé chez trois malades des phénomènes de collapsus.

La *fièvre* est rare après les injections sous-cutanées et intra-musculaires, jamais elle n'a dépassé 38° chez nos malades sauf dans un cas où elle a été de 39° le soir même de l'injection et le lendemain elle retombait à 37°. Cependant on a signalé des températures de 39°5 qui en général ne persistent pas et lorsque l'injection a été aseptique, même en cas de grosse réaction locale il y a très peu d'élévation de la température. A la suite des injections intra-veineuses il est plus fréquent de voir la fièvre apparaître dans les cinq à six heures qui suivent l'injection; elle disparaît d'ailleurs dans les vingt-quatre heures, elle peut s'accompagner de sueurs assez abondantes.

Pour Ehrlich l'élévation de la température serait due à la mise en liberté des endotoxines après la mort du tréponème. Jambon [1] pense qu'il n'en est rien et que les réactions violentes sont dues à la désorganisation des tissus par l'alcalinité exagérée des solutions employées; il ajoute « que le passage brusque dans la circulation d'un médi-

1. Jambon. *Annales des maladies vénériennes*. Novembre 1910.

cament énergique à doses massives, donne un résultat
comparable à ce qui se passe lors de l'absorption d'une
quantité de mercure trop considérable, c'est-à-dire à la
grippe mercurielle. Il y aurait là une sorte de grippe arsenicale ». Cette hypothèse semblerait expliquer les réactions plus violentes qu'on observe à la suite des injections
intra-veineuses.

Il existe d'autres accidents plus durables ou plus tar-
difs. C'est en général de la constipation, qui peut d'ailleurs
faire place à une diarrhée abondante, la gorge est sèche
et la sensation de soif est intense (Spatz) [1].

Les vomissements peuvent persister pendant vingt-quatre à quarante-huit heures et dans plusieurs cas on a pu
y déceler l'arsenic (Wechselmann, Jeanselme et Bongrand).

L'albuminurie a également été signalée, c'est d'ailleurs
une albuminurie passagère (Bering, Hoffmann, Bohac).

L'appareil cardio-vasculaire est également touché par
l'arséno-benzol qui est un médicament très vaso-dilatateur ; aussi a-t-on signalé de l'arythmie cardiaque, de
l'accélération du pouls, un souffle systolique à la pointe.
Hoffmann a rapporté un cas de troubles cardiaques graves à la suite d'injection soluble acide. Une de nos malades a présenté de l'arythmie et de l'accélération du pouls
pendant une dizaine de jours ; par contre un malade très
intoxiqué du fait d'une syphilis grave précoce et qui
présentait des intermittences les a vu complètement disparaître peu de jours après l'injection d'arséno-benzol.
Duhot a signalé également un cas de congestion pulmo-
naire avec crachats sanglants.

Des troubles nerveux peuvent exister se révélant par
de l'agitation, de la céphalée assez fugace. On a rapporté
un cas de paralysie passagère des péroniers avec disparition du réflexe patellaire après injection intra-fessière ;

1. Spatz. *Wiener. med. Woch*, juillet 1910.

on a signalé aussi trois cas de rétention d'urine, cette rétention a duré deux, sept et neuf jours (Bohac et Sobotka), elle serait due pour Ehrlich à l'alcool méthylique dont se servaient ces auteurs.

Les *accidents oculaires* dus au *606* sont rares. Spiethoff a cependant observé une cécité passagère n'ayant duré que dix minutes chez deux malades. Von Grosz a signalé des cas de névrite optique avec amaurose définitive, mais ces accidents sont dus à l'injection d'alcool méthylique qui, pour cet auteur, peut provoquer ces accidents, même à dose faible.

On a constaté dans deux cas une tuméfaction douloureuse des articulations (Spiethoff) qui a d'ailleurs disparu rapidement.

Il se produit parfois, deux à trois jours après l'injection, des éruptions plus ou moins généralisées ayant leur maximum au niveau du lieu injecté et qui affectent soit l'apparence d'une miliaire, soit une modalité ortiée ou érythémateuse scarlatiniforme ; elles sont souvent très prurigineuses.

Nous avons énuméré les accidents divers qui ont pu être constatés, mais il faut bien dire et répéter que ces accidents ne sont pas fréquents, ils sont dus pour la plupart à l'imprudence de certains médecins qui ont voulu employer des doses trop élevées ou qui ont mis en œuvre des modes de préparation nécessitant l'introduction de produits chimiques qui à eux seuls peuvent amener des accidents.

Mort. — Plusieurs cas de *mort* ont été signalés mais un seul de l'avis d'Ehrlich peut être imputé à l'injection ; dans les autres l'emploi du *606* était une tentative de « sauvetage *in extremis* » ; enfin les affections dont étaient atteints certains malades constituaient des contre-indications comme nous le verrons plus loin.

Frœnkel et Grouven ont eu un cas de mort, le malade

présentait à l'autopsie des foyers de ramollissement et des lésions de méningite chronique.

Dans un autre cas de Frœnkel la préparation de l'injection était défectueuse, cet auteur ayant simplement délayé le produit dans un peu d'eau avant de l'injecter dans les veines.

Iversen a communiqué également un cas de mort ; d'après Ehrlich, cette malade très cachectique serait morte de shock.

Orth eut un décès chez un tabétique présentant de grosses arthropaties et un autre chez un cancéreux.

Spiethoff injecta du *606* à une femme qui pesait 30 kilogrammes : elle mourut quelques jours après.

A Paris un enfant reçut 0 gr. 05 d'arséno-benzol : il mourut trois jours après.

D'autres enfants sont morts *in utero* à la suite d'injections de 0 gr. 60 à 0 gr. 70 du médicament à leur mère.

Jacquet a publié un cas de mort chez un malade alcoolique porteur d'une ulcération gastrique.

Un malade de Chauffard, atteint de syphilis cérébrale, est mort peu de jours après l'injection ; mais ce dénouement est dû aux progrès de la maladie bien plus qu'à la médication.

AMÉLIORATION DE L'ÉTAT GÉNÉRAL. — Il est intéressant d'opposer à ces accidents les bons effets du *606* sur l'état général et la nutrition car l'augmentation de poids est constante et parfois considérable.

Un de nos malades atteint d'accidents secondaires multiples et en particulier d'une épididymite secondaire double de Dron très douloureuse était dans un état de faiblesse extrême, il présentait des sueurs nocturnes et des intermittences du pouls ; quelques jours après l'injection son épididymite était guérie et un mois plus tard il était méconnaissable, ses sueurs, ses intermittences avaient disparu et son poids avait augmenté de 9 kilogrammes. *Ce fait d'ailleurs a pu être constaté chez presque tous nos mala-des dont l'état général s'est profondément amélioré.* On a pu constater cet état d'euphorie même chez des tuber-culeux ; cet heureux changement de l'état général corres-pond d'ailleurs à une augmentation rapide du nombre de globules rouges comme l'a signalé Spiethoff.

Dans certains cas il existe de la leucocytose. Nous croyons qu'elle n'est pas causée par le *606* mais bien par la pré-sence d'un corps étranger dans les tissus ce qui produit une réaction locale et provoque un appel de leucocytes ; ceci explique pourquoi à la suite des injections intra-vei-neuses il n'y a pas de leucocytose.

Ces modifications sanguines et cet état d'euphorie pres-que constant doivent être rapportés à notre avis à l'action prolongée du *606* (action qui est d'ailleurs commune à beaucoup d'arsenicaux) et l'on peut admettre qu'elles sont plus marquées après les injections sous-cutanées ou intra-musculaires qu'après les injections intra-veineuses.

Élimination. — Les urines contiennent de l'As et cette élimination est variable suivant le mode d'injection. A la suite des injections intra-musculaires, Greven prétend que l'As apparaît une demi-heure après l'injection et qu'il peut être retrouvé pendant quatorze à dix-huit jours.

Fischer et Hoppe [1] ont étudié l'élimination de l'As qui est très variable. Elle peut se prolonger pendant treize jours chez les paralytiques généraux (?) elle est terminée en trois à cinq jours chez les épileptiques (?) en dix jours ou plus chez les différents syphilitiques. Il y aurait une décharge d'arsenic entre le troisième et le sixième jour d'après Jeanselme et Bongrand. Les fèces renferment encore de l'arsenic dix jours après injection intra-muscu-laire.

L'élimination est d'ailleurs très variable elle doit dépen-

[1]. Fischer et Hoppe. *Münch. med. Woch*, 17 juillet 1910, n° 29.

dre de la façon dont se comporte le tissu cellulaire qui environne le produit injecté; quant à l'influence de certaines maladies comme la paralysie générale ou l'épilepsie sur l'élimination arsenicale nous pensons qu'une telle opinion est erronée.

A la suite des injections intra-veineuses, l'élimination est plus rapide, et pour tous les auteurs elle est terminée vers le deuxième et troisième jour ; dans les urines la décharge d'arsenic se ferait dans les vingt-quatre heures qui suivent l'injection on en retrouverait encore le sixième jour dans les fèces; localement à la suite des injections sous-cutanées ou intra-musculaires on peut retrouver encore de l'arsenic quarante jours après l'injection.

La recherche de l'arsenic dans les urines est longue et délicate et nous croyons intéressant à ce propos d'indiquer une réaction qui permet de dénoter la présence d'une certaine quantité d'As.

Bougault avait remarqué qu'en ajoutant de l'atoxyl à une urine celle-ci était décolorée par le réactif hypophosphoreux tandis qu'une urine normale était colorée par ce réactif. Nous avons constaté que le *606* dans les mêmes conditions donnait la même réaction, et nous avons essayé ce procédé sur des urines d'individus auxquels on avait pratiqué une injection. Les résultats dans les injections intra-veineuses ont été constants, la réaction dénotait la présence d'As entre la deuxième et la septième heure qui suivait l'injection. A la suite des piqûres intra-musculaires ou sous-cutanées les résultats ont été variables, parfois la réaction a toujours été négative (peut-être parce que l'As est éliminé en trop faible quantité). Dans les autres cas elle est restée positive pendant deux à trois jours.

La réaction se pratique de la façon suivante : A 5 centimètres cubes d'urine on ajoute 10 centimètres cubes de réactif hypophosphoreux [1], une goutte d'iode décinormale et on chauffe au bain-marie bouillant pendant un quart d'heure. Au bout de ce temps on constate que les tubes qui renferment de l'As sont restés décolorés tandis que ceux n'en contenant pas se sont colorés en brun. Cette réaction n'est pas d'une sensibilité extrême cependant elle est intéressante à signaler.

Pour rechercher l'arsenic d'une façon plus exacte, on peut détruire les matières organiques par la méthode d'A. Gautier en évaporant 100 centimètres cubes dans une capsule en présence d'acide sulfurique et d'acide azotique. On épuise le résidu charbonneux par l'eau bouillante dont on réduit le volume à 5 centimètres cubes. On ajoute 15 centimètres cubes de réactif hypophosphoreux et on opère comme précédemment ; la liqueur devient louche ou opaque s'il y a plus de 0 gr. 0002 d'arsenic.

1. Pour préparer le réactif on dissout 20 grammes d'hypophosphite de soude dans 20 centimètres cubes d'eau, on ajoute 200 centimètres cubes d'HCl. pur et on sépare par décantation le chlorure de sodium qui s'est déposé.

CHAPITRE IV

DU CHOIX DE LA PRÉPARATION
ET DU MODE D'INJECTION

Nous allons indiquer maintenant, quel est, à notre avis, le meilleur *modus faciendi*, en nous basant sur les considérations chimiques, biologiques, et sur les réactions obtenues chez les malades.

Nous citerons d'abord la lettre qu'Ehrlich nous envoyait ces temps derniers ainsi qu'à tous les médecins auxquels il a confié l'expérimentation du *606* :

« En donnant à peu près 40.000 ampoules de *606* j'ai demandé à un grand nombre de mes collègues de réunir des observations prouvant l'efficacité de ce médicament. Les résultats obtenus sont bons en général, comme cela ressort des publications des journaux et des communications de Kœnigsberg. Aussi peut-on affirmer à bon droit la valeur thérapeutique de ce remède.

« On a indiqué ses indications et ses contre-indications. Il est démontré qu'il n'y a aucun danger pour les yeux, sauf dans les cas d'atrophie du nerf optique, aussi la préparation peut-elle être recommandée dans les affections oculaires syphilitiques « et en particulier dans l'iritis gommeux ». Les maladies graves du système nerveux et les affections cardio-vasculaires sont des contre-indications.

« Je considère donc cette première période d'essai comme terminée, mais maintenant commence la deuxième phase qui a trait à la durée des résultats donnés par ce remède.

« Ces résultats dépendent d'un grand nombre de circonstances et en particulier ils sont en rapport avec la dose du médicament, son mode d'emploi et la nature de l'affection.

« D'une façon générale l'efficacité sera d'autant plus grande que la première dose aura été plus forte et qu'elle aura été résorbée plus vite.

Les injections employées sont :

Les injections intra-veineuses alcalines étendues ;

Les injections intra-musculaires alcalines.

Viennent ensuite les injections acides fortes, enfin les émulsions neutres intra-musculaires et sous-cutanées.

« J'ai laissé aux expérimentateurs toute latitude dans le choix de la méthode, de façon à pouvoir juger de la valeur de chacune. Il semble dès maintenant que l'émulsion neutre en injection sous-cutanée soit moins efficace que les autres. Cela peut être dû à la difficulté d'obtenir une émulsion fine et homogène, dans ces cas la résorption est très variable, elle semble plus défavorable dans les injections sous-cutanées où elle peut produire des infiltrations prolongées avec des ramollissements ou des nécroses.

« Si ces solutions ont été aussi employées, c'est qu'au contraire des solutions alcalines ou acides, elles ne produisent aucune douleur sensible et qu'en plus elles donnent des résultats très satisfaisants. Ce fait s'explique par la grande efficacité du remède qui, même absorbé à doses faibles, produit encore de bons effets. Mais il me semble que par cette méthode, l'action thérapeutique n'est pas assez grande pour pouvoir détruire les spirochètes jusqu'à stérilisation complète.

« Les injections intra-veineuses donnent de meilleurs résultats : la piqûre elle-même est très simple à condition de bien choisir les cas, elle est sans danger et plus agréa-

ble pour le malade. Plus de 1.000 cas ont été traités par
cette méthode : Schreiber en a traité 500 ; Weintraub, 200 ;
Iversen 200.

« Pour ce qui est de la dose à employer Alt, Schreiber
injectent au minimum 0 gr. 30, au maximum 0 gr. 40 à
0 gr. 50. Cependant Weintraub et d'autres injectent des
doses encore plus fortes variant de 0 gr. 70 à 0 gr. 80.

« Iversen deux à trois jours après l'injection intra-veineuse, fait en plus une injection intra-musculaire de
0 gr. 30 à 0 gr. 50 de sorte que la masse totale est de
0 gr. 80 à 1 gramme.

« Il est de la plus grande importance que l'injection
intra-veineuse puisse être répétée au bout de deux à trois
semaines et elle sera répétée lorsque l'effet de la première
injection n'aura pas été suffisant, lorsque la lésion ne se
sera pas complètement arrêtée ou bien quand au bout de
quatre semaines la réaction de Wassermann sera encore
positive ; dans ces cas les injections répétées doivent donner le « coup de grâce », selon l'expression d'Alt.

« J'avais redouté au début des susceptibilités spéciales,
jusqu'à présent elles ne se sont pas encore produites bien
que, dans plusieurs cas, l'injection intra-veineuse fut répétée 2, 3 fois et même 4 et 5 fois.

« D'après les renseignements que j'ai reçus, il semble
que l'injection intra-veineuse soit plus efficace que les
autres méthodes et en particulier que l'injection sous-
cutanée.

« Je ne me dissimule pas que ce *modus operandi* soit difficile à introduire dans la pratique courante à cause de
sa technique mais dans l'intérêt du malade on doit employer cette méthode, surtout dans les hôpitaux.

« Je rappellerai encore que les accidents primitifs doivent être traités aussi énergiquement que possible et
lorsqu'il s'agit de sujets jeunes et forts l'injection intra-
veineuse devra être d'au moins 0 gr. 50. On pourra en

même temps intervenir localement (exérèse, cautérisation, etc.).

« Dans les maladies du système nerveux central et des vaisseaux il faudra être très prudent, on n'emploiera que de petites doses : 0 gr. 20, 0 gr. 40, l'avenir nous montrera si l'injection intra-veineuse est préférable dans ce cas.

« Je vous serais donc reconnaissant d'utiliser dorénavant l'injection intra-veineuse. »

Ehrlich au début n'était pas partisan de l'injection intra-veineuse à cause de l'élimination rapide du produit et il rapportait à ce propos l'expérience suivante de Hata. Si on injecte du *606* dans le grand pectoral d'une poule on lui confère une immunité absolue à l'égard de la spirillose pour trente jours ; si on injecte au contraire dans la veine, cette immunité ne persiste que pendant quatre jours.

Pourtant ce même auteur la préconise aujourd'hui mais il reconnaît lui-même qu'elle est parfois difficile à exécuter. En principe nous admettrons avec Ehrlich que *l'injection intra-veineuse doit être employée dans tous les cas où elle sera possible.* Elle pourra d'ailleurs être suivie d'autres injections intra-veineuses, soit au bout de trois à quatre jours comme l'indique Weintraub, soit au bout de quelques semaines comme l'indique Schreiber et les doses pourront même être augmentées à chaque fois car l'organisme supporte mieux une deuxième injection qu'une première [1].

Par cette méthode on a des chances de détruire complètement les spirochètes ; cependant, à cause de l'élimination rapide du médicament, une partie des tréponèmes peut ne pas être touchée et l'on conseille alors de pratiquer une injection de réserve dans les tissus. Cette injection pourra être faite le lendemain comme l'indique Iversen ; à des

1. M. E. Launoy, expérimentant avec l'atoxyl et l'arséniate de soude a pu observer que les animaux ne présentent pas d'accoutumance à l'arsenic (Acad. des Sciences, 14 nov. 1910).

doses de 0 gr. 40, 0 gr. 50 intra-veineuses feront suite des injections intra-musculaires de 0 gr. 30 à 0 gr. 40. Alt ne ne la fait qu'un mois après. Frœnkel et Grouven injectent des doses successives en augmentant les doses comme pour l'intra-veineuse, 0 gr. 40 puis 0 gr. 70 quinze jours après, enfin 0 gr. 80 à 1 gramme deux semaines plus tard.

Mais quelle doit être la forme sous laquelle on doit faire cette injection de réserve ? Nous avons vu qu'il existe des solutions alcalines, des solutions acides et des émulsions neutres. Or les avis sont très partagés sur ces préparations, tels auteurs qui au début critiquaient vivement l'injection alcaline parce que très douloureuse, la trouvent sans inconvénient aujourd'hui ; elle est cependant beaucoup plus concentrée en soude que la solution qu'on injecte dans la veine et nous avons vu que cette dernière injectée sous la peau peut produire des escarres.

Les solutions acides et en particulier celles de Duhot dans l'alcool méthylique reviennent en faveur aujourd'hui et cet alcool méthylique dont on signalait les méfaits (névrites optiques, avec amaurose définitive constatées par Von Gross (de Pest) ; rétention d'urine), est aujourd'hui inoffensif. On peut il est vrai se passer de l'alcool méthylique comme dans les solutions huileuses, mais alors l'action de cette injection est beaucoup moins rapide, car la résorption des corps gras se fait lentement et de plus la solution acide se neutralise dans l'organisme qui doit lui fournir la soude nécessaire à cette neutralisation. Or cette quantité d'alcali est assez élevée, elle est de 0,09 pour 0 gr. 50 de *606* il s'ensuivra que la transformation en base se fera lentement. En faisant la neutralisation *in vitro* on évite ce travail à l'organisme et le médicament est prêt à agir dès l'injection.

C'est pour ces raisons que nous préférons l'injection neutre suivant le procédé de Wechselmann et Lange avec les petites modifications de détail que nous y avons apportées. Cette injection neutre est presque indolore d'une façon générale ; elle est certes parfois douloureuse mais nous avons pu constater qu'il en est de même avec les autres préparations, qu'elles soient alcalines ou acides, qu'elles soient *aqueuses* ou *huileuses*. Nous continuons en somme à conseiller cette préparation parce que jusqu'ici elle a toujours été bien supportée par les malades.

Nous ajouterons d'ailleurs que depuis l'apparition du *606*, tout le monde a voulu modifier le procédé primitif, chacun a imaginé une méthode meilleure que celle de son voisin, on a surtout cherché à diminuer l'élément douleur, mais ce qu'il est plus difficile de juger, ce sont les résultats comparatifs produits par ces diverses injections (alcalines, acides ou neutres). La question à ce point de vue n'est pas mûre, il faudra encore des tâtonnements pour arriver à trouver la technique la plus efficace correspondant au mode de préparation le moins douloureux.

Nous ne dirons qu'un mot au sujet du choix entre l'injection intra-musculaire ou sous-cutanée. L'injection intra-musculaire est conseillée par beaucoup d'auteurs. Mais quand des accidents se produisent, ils sont beaucoup plus graves qu'à la suite de l'injection sous-cutanée.

Wechselmann et Lange préconisent cette dernière et Hügel et Ruette sont d'avis que le médicament se résorbe mieux et plus vite par cette voie que dans l'injection intra-musculaire. Quant à nous, nous avons employé ces deux méthodes et nous n'avons pas constaté de grandes différences entre elles, tant au point de vue des réactions locales que des résultats obtenus.

CHAPITRE V

RÉSULTATS

Chancre initial. — Le *606* exerce une action rapide sur la cicatrisation du chancre, celle-ci se fait en général en quatre à cinq jours, mais dès le deuxième jour on voit très nettement la cicatrisation débuter à la périphérie et le chancre prendre l'aspect bourgeonnant d'une plaie de bonne nature.

Parfois les modifications sont plus lentes, ceci serait surtout vrai pour le chancre du vagin (?) d'après Gross [1]. Dans trois cas personnels nous avons vu un chancre du prépuce disparaître en moins de huit jours et un chancre de la lèvre se cicatriser en trois jours.

L'induration sous-jacente persiste assez longtemps et ne cède souvent qu'à une deuxième injection.

Les ganglions se comportent différemment suivant leur consistance ; d'après Bayet, les ganglions ramollis diminuent de volume assez vite, parfois après avoir passé par une phase de tuméfaction douloureuse ; les ganglions durs mettent beaucoup plus de temps à reprendre leur état normal. Pour Brandenbourg les ganglions régionaux ne disparaissent jamais complètement [2].

L'un de nous a observé à Francfort, dans le service du professeur Herxheimer, un malade chez qui les ganglions

1. Gross. Congrès de Kœnigsberg.
2. *Med. Klinik*, 1910, n° 37.

avaient complètement disparu tandis que le chancre lui-
même n'avait pas de tendance à la cicatrisation et con-
tinuait à renfermer des tréponèmes. D'une façon générale cependant c'est tout le contraire qu'on observe et les
ganglions persistent même après la cicatrisation complète du chancre ; finalement cependant, l'adénopathie tend
toujours à regresser et quinze jours après l'injection les
ganglions durs ont toujours, dans nos observations, dimi-
nué pour le moins de la moitié, en restant néanmoins nettement perceptibles.

Avec tous les auteurs nous recommandons très vivement de combiner à l'injection le traitement local et surtout la destruction par le thermo-cautère toutes les fois
que cette intervention est possible ; de même on pourra
associer le traitement local mercuriel (Ehrlich).

Certains auteurs ont pratiqué le traitement régional du
chancre soit avec l'émulsion, soit avec la poudre même de
606. Ce pansement détermine une inflammation très vive
avec dermite étendue qui occasionne d'assez vives douleurs et qui fait inutilement souffrir le malade. Il est
plus logique quand on le peut d'injecter sous le chancre avec une fine aiguille deux à trois gouttes d'une solution étendue d'arséno-benzol ; mais cette manœuvre est
forcément douloureuse et nous croyons qu'il est préférable, tout compte fait, de détruire le chancre par les moyens
connus.

Accidents secondaires. — Dans la majorité des cas
la roséole n'apparaît pas après l'injection de *606 :* il n'y a
d'ailleurs dans ce fait rien d'extraordinaire puisqu'on
sait que les malades mercurialisés d'une façon intense dès
le début de la syphilis (calomel) ne présentent pas de
roséole, qui est du moins, lorsqu'elle apparaît, très retar-
dée et peu confluente.

Chez les malades traités par le *606* alors que la roséole
a déjà fait son apparition, l'exanthème commence à pâlir

au bout de deux jours et disparaît en huit à dix. Parfois
au contraire il se produit au niveau des éléments érup-
tifs une congestion locale qui s'étend en formant un halo
érythémateux autour de la lésion ; dans les régions où la
peau était saine peuvent apparaître également des macu-
les qui disparaissent d'ailleurs complètement par la suite ;
cette réaction a été signalée pour la première fois par
Herxheimer, elle est assez fréquente. Lorsque la roséole
est totalement disparue il persiste au niveau des taches
et pendant assez longtemps une pigmentation brunâtre
qui va en s'atténuant pour s'effacer complètement, c'est
une pigmentation que produisent les arsenicaux en général (Wolter).

Les syphilides papuleuses se désinfiltrent plus lentement, il en est de même pour les syphilides pustuleuses
ou lichénoïdes, ces dernières sont particulièrement rebelles et elles demandent parfois un mois pour s'effacer ; une malade de Saint-Lazare a pourtant été très
rapidement guérie de cet accident tenace, par une seule
injection intra-veineuse.

Les *plaques muqueuses* des amygdales et des lèvres disparaissent au bout de vingt-quatre à quarante-huit heures ;
dans un cas où il y avait aphonie complète par laryngite
spécifique la voix revenait le lendemain de l'injection
(Bayet). Les plaques vulvaires ou péniennes mettent six à
huit jours à se cicatriser.

Les avis sont partagés au sujet de l'action du *606* sur
la leucodermie du cou. Jacqué (de Bruxelles) dit quelle
n'est pas influencée ; Wechselmann, au contraire, l'a vue
s'effacer en quelques jours.

Nous avons observé l'action très évidente de l'arséno-
benzol sur l'alopécie secondaire. Chez un de nos malades,
très gravement atteint, qui perdait en masse ses cheveux
et qui présentait déjà de l'alopécie en clairière, la chute
des cheveux a cessé complètement dès l'injection, et la

tête s'est recouverte à nouveau d'une chevelure brune très fournie.

Accidents tertiaires. — De l'avis général, dans les accidents tertiaires comme dans les lésions ulcéreuses de la syphilis maligne précoce, la guérison après l'injection *606* s'opère avec une surprenante rapidité : plus l'ulcération est large et profonde et plus l'action est évidente ; la réparation se fait très vite ; il semble d'ailleurs que le médicament a une action spécifique sur la cicatrisation et la régénération des épithéliums (Kromayer).

Il est des cas cependant où les lésions ne commencent à s'améliorer que tardivement et ce processus de guérison se continue pendant plusieurs mois; nous ferons remarquer que nous n'avons constaté ce fait qu'à la suite d'injections sous-cutanées qui peuvent s'enkyster, mais il est possible qu'après les injections intra-veineuses il n'en soit pas ainsi, le médicament s'éliminant très vite comme on l'a vu.

Les ulcérations gommeuses régressent rapidement ; le lendemain du traitement elles se détergent, sécrètent une sérosité abondante puis bourgeonnent.

Il est intéressant de signaler l'action du *606* sur les *accidents de la langue* si résistants d'ordinaire à toutes les méthodes de traitement jusqu'ici connues. Certains auteurs prétendent avoir vu guérir des leucoplasies, d'autres au contraire assurent que cette lésion n'est pas influencée par le nouveau produit.

Emery citait à la Société de dermatologie (17 novembre 1910) le cas d'un de ses clients qui, porteur d'une plaque leucoplasique grande comme une pièce de cinquante centimes, n'aurait obtenu aucun résultat par tous les traitements, et qui tout au contraire aurait été complètement guéri par le *606*.

Cependant deux de nos malades n'ont présenté aucune modification d'une leucoplasie déjà ancienne et nous croyons en effet que l'ancienneté des lésions sera pour beaucoup d'une façon générale dans l'échec de ce traitement.

Il est possible même que le *606* provoque dans les jours qui suivent l'injection un état inflammatoire de la muqueuse buccale et à ce propos nous devons citer l'observation d'un de nos malades. Il s'agit d'un homme de 42 ans, syphilitique depuis 20 ans et grand fumeur, atteint de leucoplasie avec fissuration de la langue ; les lésions avaient été longtemps méconnues et quand nous l'avons observé, la langue présentait une vaste ulcération épithéliomateuse avec adénopathie ; le malade était inopérable de l'avis même du Dr Morestin. Nous n'avons pourtant pas voulu tenter l'injection de *606* qui nous était réclamée sans y être autorisé par notre maître le professeur Fournier qui, devant l'impossibilité d'appliquer un traitement quelconque, ne nous déconseilla pas l'emploi de la préparation d'Ehrlich.

Et cependant nous observâmes bientôt, sans aucun doute sous l'influence du médicament pourtant injecté à la dose minime de 0 gr. 30, une poussée du côté des lésions et des ganglions, comme si l'élimination locale de l'arsénobenzol avait donné un véritable coup de fouet à la tumeur. Du reste, d'une façon générale, il semble que le cancer quel que soit son siège reste une des rares contre-indications de l'emploi de la méthode d'Ehrlich.

Parmi les autres accidents qui sont d'ordinaire réfractaires, Duhot cite la macrolabialite dont il a vu un cas datant de trois ans, guérir en trois jours après une seule injection.

La *syphilis viscérale* est diversement influencée par l'arséno-benzol.

Wechselmann signale la disparition en une semaine d'un ictère spécifique, il vit guérir également une ulcération du rectum qui laissa après elle un rétrécissement [1].

1. *Deutsche med. Woch*, 11 août 1910, n° 32.

Des syphilis œsophagiennes, stomacales, ont été guéries à la suite d'une injection (Emery). Un syphilitique qui avait de l'albuminurie la vit disparaître trois jours après l'injection (Herxheimer).

Dans un cas d'ozène les croûtes et l'odeur disparurent en quarante-huit heures (Michaelis), une surdité labyrintique bilatérale en douze jours, une paralysie de la Ve paire en quelques semaines (Frœnkel et Grouven).

Les accidents syphilitiques oculaires loin d'être une contre-indication, sont au contraire justiciables de ce traitement ; les conjonctivites, les chorio-rétinites, les kératites interstitielles s'améliorent rapidement. Il en est de même de l'iritis ; la photophobie disparut en quarante-huit heures et l'œil était normal huit jours après chez un malade de Glück. Cependant, pour Jacqué (de Bruxelles), les synéchies persisteraient.

Plusieurs malades de Grosz atteints de stase papillaire et d'atrophie du nerf optique ne présentèrent aucun accident après l'injection de *606*: dans ce dernier cas l'acuité visuelle fut même augmentée. Pierre Marie a même signalé une amélioration brusque et considérable d'une paralysie de la IIIe paire.

Dans la syphilis cérébrale Wechselmann, Hügel et Ruette ont vu des améliorations notables.

Parasyphilis. — Les accidents de parasyphilis, et surtout le tabès et la paralysie générale constituaient tout d'abord pour Ehrlich une des contre-indications des plus formelles du traitement par l'arséno-benzol ; en réalité on peut sans inconvénients traiter de tels malades par le *606* mais sans qu'on doive espérer obtenir des résultats très marqués.

On comprend que dans de telles affections le médicament ait beaucoup moins de prise car tout d'abord il traverse difficilement la gaine piemérienne [1] et il se trouve

---

1. Sicard et Bloch ont noté cependant la présence d'arsenic dans le liquide céphalo-rachidien une heure après l'injection intra-veineuse.

de plus en présence de lésions de sclérose constituées où on ne trouve plus de tréponèmes.

Cependant même dans ces affections on a obtenu quelques résultats.

Dans le *tabes* par exemple on a observé la disparition de douleurs, une amélioration de la marche, la disparition d'une incontinence d'urine datant de huit ans (Wechselmann). Reste à savoir si ces améliorations seront durables.

Sicard et Galezowski ont signalé comme fait intéressant la rétrocession du signe d'Argyll-Robertson chez un de leurs malades.

Dans la *paralysie générale* les résultats sont très médiocres, peut-être les troubles de la parole sont-ils améliorés, peut-être l'amnésie devient-elle moins marquée (Treupel). Ce sont là les seules améliorations problématiques obtenues.

Hérédo-syphilis. — Les lésions de l'hérédo-syphilis sont activement influencées par le *606*, mais il est dangereux de l'employer chez le nourrisson.

Michaelis fit disparaître des lésions de pemphigus par une injection de 0 gr. 10. Frœnkel et Grouven constatèrent une amélioration des accidents après une seule injection de 0 gr. 05. Wechselmann obtint de bons résultats dans deux cas, mais trois autres enfants moururent peu de temps après l'injection, la mort fut précédée de fièvre et dans un cas d'opisthotonos. Cette mort serait due pour Wechselmann à la mise en liberté d'une grande quantité d'endotoxines qui empoisonnent le malade. La destruction du spirochète en effet se fait d'une façon presque complète et Herxheimer et Reinke rapportent que chez deux enfants morts deux et quatre jours après l'injection, on ne retrouva aucun tréponème sauf dans les poumons où ils étaient en état de dégénérescence.

Le traitement des nourrissons a d'ailleurs été heureusement modifié à la suite du fait suivant constaté par Taege [1]. Cet auteur observa qu'un enfant atteint de pemphigus allaité par sa mère avait été considérablement amélioré lorsque celle-ci eut reçu une injection de 0 gr. 30 de *606*. Cet enfant qui pesait en effet 2 kgr. 500 à sa naissance pesait 3 kgr. 900, vingt-cinq jours plus tard et les lésions pemphigus étaient complètement guéries. Scholtz [2], Duhot [3], Dobrovitz [4], appliquèrent la même thérapeutique avec non moins de succès.

Parmi les plus beaux résultats, signalons l'observation d'un enfant qui ayant augmenté de 100 grammes en trois semaines, augmenta par contre de 500 grammes la semaine qui suivit l'injection et de 300 grammes les deux semaines suivantes.

Au premier abord on supposa que ces effets étaient dus au passage de l'arsenic dans le lait mais l'analyse chimique contredit cette hypothèse et Ehrlich suppose que les endotoxines mises en liberté par la destruction des tréponèmes provoquent la formation d'antitoxines qui vont agir par l'intermédiaire du lait, sur les parasites de l'enfant.

*
* *

Nous avons passé en revue les principaux résultats obtenus aux différentes périodes de la syphilis. Nous avons déjà pu entrevoir que le médicament d'Ehrlich ne réussit pas dans tous les cas. L'injection en effet n'est pas toujours suivie d'une disparition des accidents et lorsque cette disparition s'est produite, elle n'est pas toujours définitive puisqu'on a constaté des insuccès et des récidives.

1. Taege. *Munch. med. Woch.*, 16 août 1910, n° 35.
2. Scholtz. Congrès de Kœnigsberg.
3. Duhot. *Munch. med. Woch.*, 30 août 1910.
4. Dobrovitz. *Wiener med. Woch*, 1910, n° 38.

Insuccès. — Certains accidents de la syphilis à toutes ses périodes se sont montrés rebelles à l'action de l'arseno-benzol.

On a signalé des chancres qui n'étaient pas cicatrisés au bout de quatre semaines malgré des doses successives de *606*.

Presque tous les auteurs ont signalé quelques insuccès dans la syphilis secondaire et surtout tertiaire.

Frœnkel et Grouven entre autres virent des plaques muqueuses persister au bout de deux mois malgré 3 injections successives. Jadassohn eut un insuccès dans un accident secondaire, Linzer 2 insuccès, Béring 8 insuccès sur 46 cas.

Ces insuccès sont peut-être dus à un enkystement de l'injection, au mode de préparation de l'injection ou à la trop faible dose employée.

Il est certain d'ailleurs que l'arseno-benzol ne guérira pas toutes les syphilis, et ne viendra pas à bout dans tous les cas de tous les accidents d'une syphilis ; mais par contre on ne doit pas, nous semble-t-il, considérer comme insuccès la non guérison d'accidents viscéraux très anciens sur lesquels aucun médicament quel qu'il soit ne peut plus avoir de prise.

Récidives. — Quoi qu'il en soit, si les insuccès sont relativement peu nombreux, les récidives sont beaucoup plus fréquentes ; les causes que nous venons d'indiquer pour expliquer les insuccès peuvent également servir à expliquer les récidives. Wechselmann ajoute que le spirochète, à son avis, n'est pas un parasite du sang, il constitue des dépôts dans l'organisme : c'est ce qui expliquerait d'abord que tous les tréponèmes peuvent ne pas être atteints, ensuite que la réaction de Wassermann peut être tantôt positive, tantôt négative.

Le chancre après disparition peut réapparaître *in situ* (Bayet).

Wechselmann rapporte six cas de chancre qui furent suivis de roséole malgré le *606;* dans deux cas elle fut très légère et disparut en peu de jours, dans les autres cas il fallut une nouvelle injection. Pick n'a jamais observé ces accidents secondaires.

Chez un de nos malades du service du Dr J.-A. Sicard, atteint d'un exanthème psoriasiforme guéri par le *606,* est apparu, six semaines après, un iritis qui disparut assez rapidement après une nouvelle injection. De même parmi les neuf premiers malades injectés par Brocq, deux sont revenus au bout de quelques semaines avec de nouveaux accidents dont un atteint d'iritis.

Il est du reste curieux de signaler que parmi les accidents de récidive l'iritis semble avoir été observé assez fréquemment.

La proportion totale de récidives dans la syphilis secondaire traitée par une seule injection de *606,* faite il est vrai intra-musculaire ou sous-cutanée, varie suivant les auteurs entre 10 et 20 °/₀.

Béring a constaté des cas de récidive dans la syphilis tertiaire.

Aussi Frœnkel et Grouven sont-ils d'avis avec la plupart des auteurs, qu'une seule dose ne suffit pas, ils conseillent de faire trois séries de piqûres en augmentant les doses à chaque nouvelle injection comme nous l'avons indiqué plus haut.

Contre-indications. — Ehrlich au début avait déconseillé sa préparation chez les enfants, les vieillards, les débilités, les cancéreux, les malades atteints de troubles cardio-vasculaires, de lésions pulmonaires, rénales, hépatiques, de troubles oculaires ou d'une affection para-syphilitique comme le tabes et la paralysie générale.

Aujourd'hui les contre-indications sont beaucoup moins nombreuses, à condition d'agir avec une extrême prudence et en employant des doses faibles. Le *606* en effet a été injecté dans des cas d'anévrysme de la crosse de l'aorte, d'aortite syphilitique, d'insuffisance aortique (Weintraub) [1], et s'il n'y a pas eu de bons résultats, il ne s'est produit en tout cas aucun accident. Chez le nourrisson, Frœnkel et Grouven ont employé l'arséno-benzol dans trois cas sans accident. Enfin dans la syphilis nerveuse on a pu également pratiquer l'injection de *606* sans entraîner aucun dommage.

Cependant nous considérons comme n'étant pas justiciables de *606* : les *nourrissons*, qu'on devra traiter suivant la méthode de Taege ; les *femmes enceintes*, car bien que Frœnkel et Grouven aient pratiqué l'injection avec succès dans trois cas, dans deux autres il y eut mort du fœtus (Gluck, Herxheimer et Schonnefeld) ; enfin les cancéreux, les malades ayant une affection cardiaque ou ayant déjà eu des hémorragies (Jacquet), le *606* étant en effet vaso-dilatateur.

Résultats de laboratoire.

Pour juger de l'efficacité du traitement par le *606*, il faudra faire la recherche du spirochète et pratiquer la réaction de Wassermann ; mais même si on ne retrouve plus le tréponème, même si la réaction est négative cela ne voudra pas dire bien entendu que le malade est complètement et définitivement guéri, *stérilisé*.

La réaction de Wassermann peut redevenir positive après avoir été négative. Ce n'est là qu'une épreuve qui est en rapport avec le degré de virulence du tréponème. Et comme l'a dit M. Gaucher en réponse à une question du professeur Fournier, la réaction de Wassermann ne prouve rien lorsqu'elle est négative, elle n'a de valeur que lorsqu'elle est positive [2].

1. *Münchener medizin. Woch.*, n° 43, 25 octobre.
2. Académie de médecine, 15 novembre 1910.

Tréponème. — La recherche du tréponème pâle se fera soit à l'ultra-microscope, soit en colorant les étalements sur lame au Giemsa[1] ou à l'encre de Chine selon le procédé de Sluys. On peut voir que le tréponème disparaît au bout de vingt-quatre à trente-six heures, parfois au bout de six à sept jours seulement, il disparaîtrait également dans les ganglions où Yversen n'a pu le retrouver après injection du médicament.

Réaction de Wassermann. — La réaction de Wassermann[2] donne des résultats très variables. Pick prétend qu'elle n'est pas modifiée, Loeb qu'elle l'est peu. En réalité cette réaction est influencée mais très différemment : la réaction positive avant, peut rester positive après.

La réaction positive avant, peut devenir négative après.

---

1. Pour colorer au Giemsa on peut suivre la technique suivante : Après avoir fixé à la chaleur on prépare extemporanément le colorant en faisant tomber 10 gouttes de la solution de Giemsa dans 10 centimètres cubes d'eau distillée non acide. On en recouvre le frottis et on porte la lame sur une petite flamme jusqu'à dégagement de vapeurs légères. On cesse alors le chauffage et on laisse le colorant un quart de minute en contact avec le frottis après quoi on le rejette et on le remplace. On renouvelle quatre fois la même opération. Pour terminer, le contact sera maintenu une minute entière. On lave à l'eau, on sèche. A l'examen le tréponème apparaît coloré en rouge foncé.

2. Voici la méthode que nous employons, c'est la méthode de Wassermann modifiée par Foix. Dans trois petits tubes à essai on verse 5 gouttes de sérum du malade débarrassé de son complément par chauffage d'une demi-heure à 56°. Puis on ajoute dans chacun des trois tubes 3 gouttes de complément de cobaye (sérum séparé par centrifugation) et 30 gouttes de sérum physiologique à 8 °/₀₀, on ajoute en plus : dans le deuxième tube 3 gouttes, dans le troisième 5 gouttes d'antigène titré (macération de 20 gr. de cœur dans 100 gr. d'alcool). Le premier tube sert de témoin. On porte trois heures à l'étuve à 37°. Puis on ajoute dans les trois tubes 5 gouttes d'une dilution de globules de lapin (cette dilution est obtenue en mélangeant 10 gouttes de sang de lapin défibriné à 90 gouttes de sérum physiologique à 8 °/₀₀). On remet à l'étuve à 37° et on examine une demi-heure après. Le tube témoin doit avoir hémolysé, si l'un ou les deux autres ont hémolysé aussi, la réaction est négative ; si au contraire il n'y a pas d'hémolyse, la réaction est positive.

La réaction positive avant, peut devenir négative pour redevenir positive.

La réaction négative avant, peut devenir positive après pour redevenir négative ou rester stationnaire dans la suite.

La courbe de la réaction de Wassermann semble être parallèle à celles des accidents ; aussi la voit-on disparaître facilement dans la syphilis primaire ou tertiaire, moins facilement dans la syphilis secondaire ; pour ce qui est des parasyphilis il ne semble pas que la réaction soit très influencée bien que Jeanselme et Touraine signalent dans leur statistique la négativité de la réaction chez un paralytique général trois semaines après l'injection. Nous n'avons jamais constaté ce fait dans plusieurs cas que nous avons eu l'occasion d'observer.

Signalons quelques statistiques de réactions. Lange [1] apporte une statistique de 268 malades, 153 positifs avant l'injection devinrent négatifs en quatre à cinq semaines, 18 cas étaient négatifs avant, 13 restèrent négatifs après, 5 devinrent positifs.

97 restèrent positifs malgré l'injection.

Quelques-uns négatifs avant, devinrent positifs après, puis redevinrent négatifs.

54 restèrent les mêmes après trois semaines.

24 ne présentèrent qu'une diminution d'intensité de la réaction.

Frœnkel et Grouven virent le Wassermann rester stationnaire dans sept cas malgré deux et trois injections. Il devint plus positif dans plusieurs cas. Le même fait a été constaté par Bayet dans trois cas de chancre.

---

1. *Berl. Klin. Woch.*, 5 septembre 1910, n° 36.

CONCLUSIONS

Que peut-on conclure de l'ensemble de cette étude?

On peut affirmer d'abord, que le *606* n'est pas la *therapia sterilisanes magna* qu'espérait Ehrlich. Nous avons vu, en effet, qu'on observe des insuccès, des récidives. D'ailleurs même lorsque les accidents traités ont disparu nous n'avons aucun critérium pour déclarer que le malade est définitivement guéri.

La réaction de Wassermann, comme nous l'avons vu, traduit la virulence du tréponème et nous avons signalé des cas où cette réaction, négative à un moment donné, devenait positive quelques jours après, en même temps que de nouveaux accidents faisaient leur apparition. Ce n'est donc que par le temps qu'on pourra savoir si, dans certains cas, il y a eu stérilisation complète.

Si le *606* ne détruit pas tous les tréponèmes d'un seul coup, ce que nous pouvons affirmer c'est qu'il a une action vraiment parfaite, rapide et complète dans beaucoup de cas ; il agit beaucoup plus vite que les médicaments connus jusqu'à ce jour, et il agit là où ceux-ci n'avaient aucun effet.

Il ne faut pas en conclure d'ailleurs qu'on doive laisser complètement de côté le mercure et les autres traitements, il est des cas qui bénéficieront au contraire de leur association. Cependant, comme l'a écrit Ehrlich, il ne faut jamais associer un autre médicament arsenical à l'arséno-benzol.

On peut de plus affirmer que le *606* n'est pas un médicament dangereux et il n'existe pour ainsi dire aucune contre-indication à son emploi à condition toutefois d'en user avec prudence et de ne pas introduire dans sa préparation des produits ayant une toxicité propre (alcool méthylique, soude en trop grande quantité, etc.).

Le *606* est employé depuis trop peu de temps pour qu'on puisse porter sur son compte un jugement définitif. Nous sommes encore dans une phase d'expérimentation, et, comme le dit Bayet[1], les réserves que l'on peut faire ne concernent que le moment présent. Nous sommes tout à fait d'accord avec lui et nous acceptons ses conclusions : « Je considère, dit-il, la découverte du *606* comme une découverte considérable dans la thérapeutique de la syphilis, et c'est pourquoi j'estime qu'il faut marcher dans l'expérimentation que l'on en fait avec une prudence et une méthode qui, à mon avis, sont le plus bel hommage que l'on puisse rendre à la science de celui qui l'a trouvé. »

Notre maître, le professeur Gaucher, terminait une récente et retentissante communication à l'Académie de médecine par cette phrase qui caractérise bien sa pensée : Le mercure est toujours debout !

Cependant il semble démontré que si le mercure n'est pas complètement rayé de la thérapeutique antisyphilitique, il est à coup sûr détrôné comme *seul* spécifique par le *606* dont l'action est plus rapide, plus complète, et dont le pouvoir préventif est certainement supérieur au meilleur composé hydrargyrique.

Faut-il du reste regretter de voir un autre produit se substituer au mercure dans le traitement de fond de la syphilis ? Si le mercure doit être considéré comme un médicament souvent héroïque il n'est pas lui-même sans présenter quelques dangers, les cas d'intolérance étant

1. Bayet. *Annales des maladies vénériennes.* Novembre.

nombreux ; de plus très souvent il blanchit les lésions plutôt qu'il ne les guérit et, pour obtenir enfin une guérison toujours problématique, il est nécessaire pendant plusieurs années de mercurialiser les malades qui se découragent ainsi pour un trop grand nombre et abandonnent tout traitement.

Si on ne peut admettre maintenant, si on ne doit jamais assez répéter aux médecins, aux malades, et au grand public surtout, qu'il faut considérer comme un leurre qu'une seule injection de *606*, puisse guérir complètement la syphilis, il faut admettre tout au moins que cette injection, suivant les termes mêmes de Lacapère, « constitue une attaque foudroyante dirigée contre le virus, après laquelle un traitement de fond pourra facilement parfaire la tâche ».

Quel sera ce traitement de fond : devra-t-on renouveler *en série* les injections de *606 ?* faudra-t-il après deux ou trois injections d'arséno-benzol revenir au traitement par les injections mercurielles ? L'avenir seul jugera cette question.

Mais ce que nous savons, ce qu'il est possible d'affirmer, c'est que si le *606* est parfois impuissant contre les lésions scléreuses constituées, comme c'était à prévoir, cette préparation est véritablement héroïque lorsqu'elle est dirigée contre toutes les lésions en activité, contre les ulcérations tertiaires et surtout contre les accidents secondaires *contagieux* de la syphilis. Il est donc logique de penser que le nombre des cas de syphilis pourra de ce fait diminuer bientôt dans des proportions considérables.

Au point de vue de la prophylaxie de la syphilis, le *606* constitue, comme on l'a dit, une arme redoutable auquel aucun autre médicament ne peut être comparé.

BIBLIOGRAPHIE

Alt. — Traitement de la syphilis par le *606*. Société de médecine berlinoise, 22 juin 1910.

— La nouvelle préparation d'Ehrlich contre la syphilis.
Münch. med. Woch., n° 11.

— La technique du traitement de la syphilis par le
médicament d'Ehrlich. Münch. med. Woch., n° 33.

Aschaffenborg et Geissler. — Med. Klinik., n° 39, 1910.

Auscherlick. — Contribution aux travaux faits jusqu'ici sur
le *606*. Münch. med. Woch., 26 sept. 1910, n° 38.

Bayet. — Société clinique des hôpitaux de Bruxelles, 8 août
1910.

— L'arséno-benzol dans le traitement de la syphilis.
Annales des maladies vénériennes, novembre 1910.

Balzer. — Congrès de médecine, 13 et 17 octobre 1910.

Barrier. — Un cas de syphilis traité dès le début par le *606*.
Récidive rapide. Bulletin médical, 5 novembre 1910.

Bering. — Med. Klinik., n° 37, 1910.

Bertarelli, Pasini, Botelli. — Résultats obtenus dans plusieurs cas de syphilis traités par la nouvelle préparation d'Ehrlich Hata. Annales des maladies vénériennes, octobre 1910.

Bizard. — La préparation *606*. Technique des injections.
Journal de médecine de Paris, 29 octobre 1910.

— Société de médecine, 21 novembre 1910.

Blaschko. — Remarques sur la préparation d'Ehrlich. Berliner Klin. Woch., 29 août 1910.

Bohac et Sobotka. — Sur les manifestations accessoires inat-
tendues après l'emploi du dioxy-diamido-arséno-benzol. Wiener Klin. Woch., 28 juillet 1910, n° 30.

Bohac et Sobotka. — Sur les troubles vésicaux consécutifs à l'emploi du *606*. Wiener Klin. Wochens, 25 août 1910, n° 34.

Brandenburg. — Med. Klinik., n° 37, 1910.

Brandle et Clingenstein. — Expériences faites jusqu'ici sur le *606*. Med. Klinik., n° 34, 1910.

Burnier. — Critique des résultats publics, obtenus jusqu'à ce jour avec la préparation *606* d'Ehrlich-Hata dans le traitement de la syphilis. Annales des maladies vénériennes, septembre 1910.

— Traitement de la syphilis par le *606*. Annales des maladies vénériennes, novembre 1910.

Chauffard et Grigaut. — De la stabilité des différents composés arsenicaux et en particulier de l'hectine et de l'arséno-benzol vis-à-vis des agents réducteurs. Société médicale des hôpitaux, 18 nov. 1910.

Chiray et Poulard. — Un cas de syphilis tertiaire osseuse guéri par le *606* après échec de tous les autres agents thérapeutiques. Société médicale des hôpitaux, 18 nov. 1910.

Citron et Mulzer. — Med. Klin., n° 39, 1910.

Conseil et Tribaudeau. — Traitement de la syphilis par le *606*. Société de pathologie exotique, 12 oct. 1910.

de Beurmann. — Récidive après disparition d'accidents syphilitiques par le *606*. Société médicale des hôpitaux. 18 nov. 1910.

Dobrovitz. — Wiener med. Woch., n° 38, 1910.

Dœrr. — Le traitement d'Ehrlich contre la syphilis. Société des médecins de Vienne, 24 juin 1910.

— Rapport sur plusieurs cas de syphilis traités par le *606*. Wiener Klin. Woch., 30 juin 1910, n° 26.

Duhot. — Technique des injections solubles de *606*. Annales de la polyclinique centrale de Bruxelles, 1er juillet 1910.

— Résultats inattendus chez un enfant hérédo-syphilitique après le traitement de la mère par le *606*. Münch. med. Woch., n° 35, 30 août 1910.

— 185 cas de syphilis traités par le *606* d'Ehrlich. Quinzaine thérapeutique, 10 octobre 1910.

DUJARDIN. — Société clinique des hôpitaux de Bruxelles, 8 octobre et 12 nov. 1910.

EHRLICH. — Sur les troubles vésicaux consécutifs à l'emploi de la préparation *606*. Wiener. Klin. Woch., 4 août 1910, n° 31.

— Berlin. Klin. Woch., 8 août 1910.

— L'injection intra-veineuse de *606* offre-t-elle des dangers particuliers ? Münch. med. Woch., n° 35, 30 août 1910.

— La chimiothérapie des maladies infectieuses. Zeits-chrifft. f. artzliche Fortbildung, n° 23, 1909.

EHRLICH-HATA. — Expériences sur la chimiothérapie des spi-rilles.

EITNER. — Casuistique sur le *606*. Wiener. Klin. Woch., 25 août 1910, n° 34.

EMERY. — La préparation du *606*.

EMERY ET PEPIN. — La manipulation du *606*. La Clinique, n° 37, 16 sept. 1910.

EMERY. — Les prétendus dangers du *606*. La Clinique, n° 41, 14 oct. 1910.

— Congrès de médecine, 13 et 15 oct. 1910.

— La technique de l'injection intra-veineuse du remède d'Ehrlich. La Clinique, 21 oct. 1910, n° 42.

— Traitement de la syphilis par la méthode d'Ehrlich. Société de l'Internat des Hôpitaux de Paris, 27 oct. 1910.

EMERY ET PEPIN. — Le *606* en injections solubilisées alcalines, suivi d'une injection en suspension huileuse neutre. La Clinique, 4 nov. 1910, n° 44.

EMERY. — Méthode actuelle de l'injection du *606*. La Clini-que, 11 nov. 1910, n° 45.

FINGER. — Accidents oculaires. Wien. Klin. Woch., 24 nov.

FISCHER ET HOPPE. — La préparation d'Ehrlich dans le corps humain. Münch. med. Woch., n° 29, 19 juillet 1910. Münch. med. Woch., 30 juillet 1910.

FOUQUET. — La 606e préparation d'Ehrlich dans le traitement de la syphilis. Journal de médecine interne, n° 29, 20 oct. 1910.

Frœnkel et Grouven. — Expériences avec le médicament d'Ehrlich. Münch. med. Woch., 23 août 1910, n° 34.

Gaucher. — Valeur comparée de l'arsenic organique et du mercure dans le traitement de la syphilis. Académie de médecine, 15 nov. 1910.

Gautier (A.). — Sur l'activité des nouveaux composés arsenicaux organiques. Académie de médecine, 3 nov. 1910.

— Genèse des nouveaux arsenicaux. Société médicale des Hôpitaux, 18 nov. 1910.

Gennerich. — Sur le traitement de la syphilis par le *606*. Berl. Klinik. Woch., n° 38, 19 sept. 1910.

Gluck. — Court rapport sur 109 cas de syphilis traités par le *606*. Münch, med. Woch., 2 août 1910, n° 30.

Gottschalk. — Le *606* d'Ehrlich et la technique des injections. Journal de médecine de Paris, 5 nov. 1910.

Greven. — Recherches sur le passage de l'arsenic dans les urines après injection de *606*. Münch. med. Woch., 4 octobre 1910, n° 40.

Grosz. — Congrès de Kœnigsberg. Septembre 1910.

— L'arséno-benzol dans les affections oculaires syphilitiques. Deuts. med. Woch., 15 sept. 1910.

Grouven. — Med. Klinik., n° 39, 1910.

Guggenheim. — La préparation d'Ehrlich-Hata et le Congrès de Kœnigsberg. Annales des maladies vénériennes, octobre 1910.

Halberstoedter. — Med. Klin., n° 39, 1910.

Holkin. — Présentation de malades traités par le *606*. Société de médecine et de chirurgie de Liège. Le Scalpel, n° 17.

Hallopeau. — Discussion sur le *606*. Académie de médecine, 18 oct. 1910.

— Congrès de médecine, 13 à 15 oct. 1910.

Hauck. — Nouvelles recherches dans le domaine de la syphilothérapie. Münch. med. Woch., 5 juillet 1910, n° 22.

Hata. — La chimiothérapie des spirilles. Congrès de médecine de Wiesbaden, 1910.

Helme. — « *606* » Presse médicale, 22 octobre 1910.

HELME. — Un peu de Reportage allemand et quelques réflexions françaises. Presse médicale, 5 novembre 1910.

HERXHEIMER. — Arséno-benzol et syphilis. Deuts. med. Woch., 18 août 1910.

HERXHEIMER ET SCHONNEFELD. — Résultats de la méthode d'Ehrlich dans la syphilis. Med. Klin., n° 36, 1910.

HERXHEIMER ET REINKE. — Sur l'influence du médicament d'Ehrlich sur les spirochètes dans l'hérédo-syphilis.

HOFFMANN. — Le traitement de la syphilis avec le nouveau médicament d'Ehrlich-Hata. Med. Klink., n° 33, 1910.

HUGEL ET RUETTE. — Münch. med. Woch., n° 39, 1910.

ISAAC. — Résultats obtenus par la préparation d'Ehrlich. Berl. Klin. Woch., 13 août 1910, n° 33.

IVERSEN. — Congrès de Kœnigsberg, septembre 1910.

— Traitement de la syphilis par la préparation *606* du professeur Ehrlich. Roussky. Vratch., 17 juillet 1910.

— Sur le traitement de la syphilis par la préparation *606*. Münch. med. Woch., 15 juillet 1910; 16 août 1910.

JACQUÉ. — Résultats du traitement par le *606* chez 104 malades. Société clinique des hôpitaux de Bruxelles.

JACQUET. — Considération sur le traitement par l'arséno-benzol d'Ehrlich et sur la biothérapie de la syphilis. Société médicale des hôpitaux.

JADASSOHN. — Med. Klin., n° 37, 1910.

JAMBON. — Traitement de la syphilis par la préparation *606*. Annales des maladies vénériennes, novembre 1910.

JEANSELME, LAIGNEL-LAVASTINE, TOURAINE. — Traitement de la syphilis par le *606*. Société médicale des hôpitaux, 14 oct. 1910.

JEANSELME. — Nouvelle poussée de roséole après traitement par le *606* à dose faible.

JOLTRAIN. — A propos des nouveaux essais thérapeutiques dans la syphilis. Annales des maladies vénériennes, octobre et novembre 1910.

JULLIEN. — Les étapes d'une question. Annales des maladies vénériennes, octobre 1910.

JUNKERMANN. — Med. Klin., n° 39, 1910.

KALB. — Sur l'action de l'arséno-benzol sur la syphilis des enfants avec considérations particulières sur la syphilis congénitale. Wiener. Klin. Woch., n° 39, 1910.

KROMAYER. — Une méthode non douloureuse d'injection du 606. Berl. Klin. Woch., 5 sept. 1910.

LACAPÈRE. — Le 606 à l'Académie de médecine. Gazette des hôpitaux, n° 131, 1910.

LANGE. — La réaction de Wassermann après le traitement par le 606. Berl. Klin. Woch., n° 36, 5 sept. 1910.

LAVERAN. — Action du 606 dans la maladie du sommeil. Société de pathologie exotique, 12 oct. 1910.

LEVY-BING ET LAFAY. — Sur un mode d'injection pratique et indolore du 606. Gazette des hôpitaux, 20 oct. 1910, n° 120.

— Le 606 pratique et indolore. La Clinique, 4 nov. 1910, n° 44.

LESSER. — Maladie grave du poumon, guérie par l'injection du médicament d'Ehrlich. Berl. Klin. Gesellsch., 13 juillet 1910.

LINSER ET BERING. — Med. Klin., n° 37, 1910.

LINDENMEYER. — Münch. med. Woch., 25 oct. 1910, n° 43.

LŒB. — Expériences sur le 606. Münch. med. Woch., 26 juillet 1910 ; 20 juillet 1910.

MARIE P., LERI, BARRÉ. — Amélioration brusque et considérable d'une paralysie de la IIIᵉ paire traitée par le 606. Société méd. des hôp., 28 oct.

MARIE ET GUELPA. — S. Thér., 7 déc.

MARTIN ET DARRÉ. — Traitement de la syphilis par les injections intra-veineuses d'arséno-benzol. Société méd. des hôpitaux, 4 nov. 1910.

MARTIN ET TENDRON. — Modes d'élimination de certains composés arsenicaux. Société médicale des hôpitaux, 18 nov. 1910.

MARTINET. — Arsenic et mercure dans la syphilis. Revue médicale, n° 55, 1910.

MICHAELIS. — Action du dioxy-diamido-arséno-benzol. Deutsch. med. Woch., 14 juillet 1910 ; 21 juillet 1910.

MICHAELIS. — De l'emploi en injection neutre du corps d'Ehrlich contre la syphilis. Berl. Klin. Woch., 25 juillet.

— Berl. Klin. Woch., 29 juillet et 12 déc. 1910.

MILIAN. — Indications de la médication arsenicale dans le traitement de la syphilis. Progrès médical, 30 juillet 1910.

— L'emploi du *606*. Progrès médical, 27 août 1910.

— Traitement de la syphilis par le *606*. Société méd.
des hôpitaux, 14 oct. et 4 nov. 1910.

MORITZ IVAMGI — (Wiener Med. Woch., 5 nov. p. 2702). Sur
202 cas traités par le *606*.

MOUNEYRAT. — Congrès de médecine, 13 et 15 oct. 1910.

— Arsenic et syphilis. Journal de médecine interne,
20 sept. 1910 ; 10 octob. 1910.

NEISSER. — Sur la nouvelle préparation d'Ehrlich. Deuts.
med. Woch., n° 26, 1910.

NETTER. — Traitement de la syphilis par le *606*. Société médicale des hôpitaux, 14 oct. 1910.

PICK. — La préparation d'Ehrlich contre la syphilis. Société
des médecins de Vienne, 24 juin 1910.

— Rapport sur 30 cas de syphilis traités par la préparation d'Ehrlich. Münch. med. Woch., 12 juillet 1910,
n° 23.

— Med. Klin., n° 39, 1910.

— Rapport sur les résultats actuels du traitement par
la préparation d'Ehrlich, 120 cas. Wien. Klin. Woch.
18 août 1910, n° 33.

PINKUS. — Med. Klin., n° 37, 1910.

SAALFELD. — Med. Klinik., n° 39, 1910.

SCHOLTZ. — Congrès de Kœnigsberg. Septembre 1910.

SCHREIBER. — Sur l'injection intra-veineuse de *606*. Münch.
med. Woch., n° 39.

SCHREIBER ET HOPPE. — Traitement de la syphilis par le *606*.
Société de médecine berlinoise, 22 juin 1910.

— Münch. med. Woch., 5 juillet 1910.

SICARD ET BIZARD. — Congrès de médecine, 13-15 oct. 1910.

SICARD ET GALEZOWSKI. — Rétrocession du signe d'Argyll-Robertson après l'emploi du *606*. Société méd. des hôp.,
28 oct.

SICARD ET BLOCH. — Sur le passage de l'arsenic dans le li-
    quide céphalo-rachidien après injection intra-vei-
    neuse de *606*. Société médicale des hôpitaux, 18 no-
    vembre 1910.

SIESKIND. — Recherche du spirochète chez un sujet traité par
    le *606*. Dermatolosisch. Zeitschrifft, n° 7, 1910.

—   Münch. med. Woch., n° 39, 1910.

—   Société de dermatologie, séances du 2 et 17 novem-
    bre 1910. Société de médecine, 26 novembre 1910.

SLUYS. — Résultats cliniques et sérologiques de l'arséno-ben-
    zol. Société clinique des hôpitaux de Bruxelles, 8 oc-
    tobre 1910.

SNITOVSKY. — Un cas rare de syphilis primaire de la conjonc-
    tive de la paupière supérieure, traité par le *606*.
    Rousski Vratch, 21 août 1910.

SPATZ. — Courte communication sur des cas de syphilis trai-
    tés par la therapia sterilisans magna. Wiener. med.
    Woch., juillet 1910.

SPIETHOFF. — L'arséno-benzol dans la syphilis. Münch. med.
    Woch., 30 août 1910, n° 35.

TÆGE. — Traitement avec succès d'un nourrisson syphilitique,
    par le traitement de sa mère qui le nourrissait.

TISSIER. — Dosage et indication du *606*. Société de théra-
    peutique, 12 oct. 1910.

TORDAY. — Rapport sur le traitement d'Ehrlich-Hata. Wiener
    Klin. Woch., n° 39, 1910.

TREUPEL. — Münch. med. Woch., 28 juin 1910 ; 25 octobre
    1910.

—   Deutsch. med. Woch., 29 sept. 1910.

TROISFONTAINE. — Présentation de malades traités par le *606*.
    Société médico-chirurgicale de Liège. Le Scalpel, n°17.

VADAM. — La médication d'Ehrlich : le *606*. Médecin Praticien,
    4 oct. 1910.

VOLK. — Sur une simplification de la préparation du *606*.
    Wiener med. Woch., 26 avril 1910, n° 35.

WECHSELMANN. — Observations personnelles sur le traitement
    de la syphilis par le *606*. Société de méd. de Berlin,
    22 juin 1910.

Wechselmann. — Monat. f. prakt. Dermatol., juillet 1910.
— Observations sur 503 cas de maladies, traités par le dioxy-diamido-arséno-benzol. Deutsch. med. Woch., 11 août 1910, n° 32.
— Les injections pures de 606. Deutsch. med. Woch., 15 sept. 1910, n° 37.
— Congrès de Kœnigsberg, septembre 1910.
Wechselmann et Lange. — Sur la technique des injections de 606. Deutsch. med. Woch., 28 juillet 1910, n° 30.
Wechselmann et Seeligsohn. — Action du 606 sur l'œil. Deut. Med. Woch., 24 nov. 1910.
Welander. — Le 606 dans la syphilis. Med. Klin., 1910, n° 37.
Weintraub. — Résultats obtenus avec l'Ehrlich-Hata. Münch. med. Woch., 25 oct. 1910, n° 43.
Wolff. — Réunion des médecins de la Basse-Alsace. Strasbourg, 30 juin 1910.
Yakimoff. — Action du 606 dans la maladie du sommeil expérimentale. Société de pathologie exotique, 12 octobre 1910.

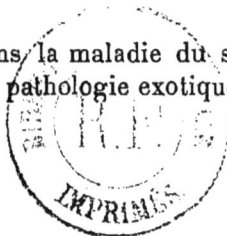

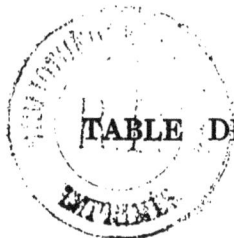

TABLE DES MATIÈRES

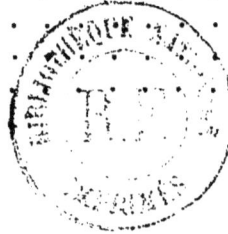

MAYENNE, IMPRIMERIE CHARLES COLIN

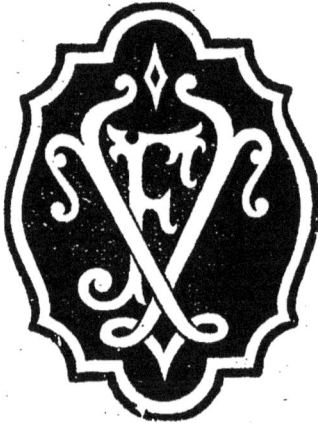

www.ingramcontent.com/pod-product-compliance
Lightning Source LLC
Chambersburg PA
CBHW070823210326
41520CB00011B/2087